Imparare a Meditare

Ridurre lo Stress, Aumentare l'Energia Vitale,
Armonizzare i Chakra e Conoscere Sé Stessi

EDIZIONE SPECIALE RACCOLTA

Marco Cattaneo GOTAM

Include:

Meditazione

Introduzione alla Pratica di Consapevolezza e alla Mindfulness nella Vita Quotidiana

e

Chakra e Corpi Sottili

L'Anatomia Invisibile dell'Essere Umano

Marco Cattaneo GOTAM

Titolo raccolta: "Imparare a Meditare: Ridurre lo Stress, Aumentare l'Energia Vitale, Armonizzare i Chakra e Conoscere Sé Stessi"

Include: "Meditazione: Introduzione alla Pratica di Consapevolezza e alla Mindfulness nella Vita Quotidiana" e "Chakra e Corpi Sottili: L'Anatomia Invisibile dell'Essere Umano"

Collana: Raccolte Modellamente

Pubblicato da: GOTAM CAMDA MEDIA

Editing: Claudia Marchione

Immagine in copertina: iStockPhoto, concessa in licenza a Marco Cattaneo

Prima edizione: aprile 2021

ISBN Edizione Cartacea: 9781803013589

Prefazione Raccolta

Imparare a Meditare ti guiderà in un percorso completo ed esaustivo attraverso la conoscenza della meditazione, strumento preziosissimo per il benessere di ogni essere umano.

Ti invito a ricordare che questa pratica, oggi molto di moda, nasce da tradizioni antiche di millenni che la impiegano per l'evoluzione della coscienza (e non solo del cervello).

Il primo volume contenuto nella raccolta che tieni in mano, *Meditazione*, ti introdurrà all'argomento con esercizi semplici e di immediata applicazione, descrivendone i numerosi benefici scientificamente provati. Il secondo volume, *Chakra e Corpi Sottili,* ti permetterà di andare molto più a fondo nella conoscenza della natura olistica della realtà in cui vivi, aprendo le porte all'impiego della meditazione come pratica rivolta alla spiritualità.

Entrambi i libri ti offrono la possibilità di accedere a meditazioni guidate in formato audio, immediatamente utilizzabili e frutto di oltre dieci anni di esperienza dell'autore nell'insegnamento di questa disciplina.

Meditazione

Introduzione alla Pratica di Consapevolezza e alla
Mindfulness nella Vita Quotidiana

Marco Cattaneo GOTAM

I. Meditazione e Consapevolezza

In quindici anni di pratica di meditazione, ipnosi e discipline che influenzano il cosiddetto *stato di coscienza,* mi sono ripetuto molte volte che non avrei mai trovato il coraggio di scrivere un libro sulla meditazione. Sarebbe stata una responsabilità troppo grande.

Chi sono io per parlare di una pratica che esiste da quando esiste l'uomo, che da millenni permea filosofie, religioni e discipline orientali e che da vent'anni è giunta in Occidente in forma laica per rivoluzionare la salute e il benessere dell'*uomo moderno?*

Conscio della grande responsabilità che avrei dovuto altrimenti sopportare, non ho scritto un libro sull'argomento. Mi sono bensì dedicato a redigere *un corposo opuscolo* che possa aiutarti ad iniziare subito nella maniera più facile oppure, se già pratichi, a mettere in chiaro i punti fondamentali.

Questo libricino non intende trattare *la meditazione* in maniera esaustiva, ma pretende di fornirti in maniera semplice, diretta e pratica gli strumenti per affrontare la vita quotidiana come un affascinante percorso di consapevolezza.

Ma che cos'è esattamente la *consapevolezza*? Utilizziamo spesso questo termine in maniera impropria, ma quello che conta più delle parole è l'esperienza diretta.

Immagina di essere stato cresciuto all'interno di una scatola, abbastanza grande da permetterti di muoverti liberamente al suo interno senza bisogno di uscirne mai. Ti sei dedicato all'esplorazione del suo contenuto per anni, ne hai conosciuto le pareti alla perfezione, padroneggiandone ogni angolo. Quella scatola ha costituito il tuo intero universo per una vita, i suoi confini contenevano l'orizzonte visibile in ogni direzione. All'interno di quella scatola hai vissuto qualunque situazione, incontro e movimento per la tua intera esistenza. Essa ha contenuto la tua realtà, anche se non avevi mai realizzato che fosse lì, intorno a te.

Ma ad un certo punto, per un puro *atto di coscienza*, immagina di essere stato in grado di percepire lo spazio esterno a quella scatola. Non avevi mai avuto idea potesse esistere un mondo *fuori* (e di quel mondo certo non avevi mai visto le meraviglie!).

Dopo essere entrato in contatto con quella nuova dimensione, ricca di possibilità e di emozioni nuove da vivere, hai sentito la pulsione ad agire per abbattere le pareti che ti imprigionavano.

Il tuo orizzonte è divenuto infinitamente più ampio e la nuova realtà in cui ti trovi molto più adatta a te. Sei stato inebriato dalla sua grandiosità, ma questa volta cosciente dell'esistenza di nuovi limiti (seppur invisibili ai sensi) che potrai scegliere di superare in futuro.

Ecco, la tua vita attuale è esattamente come *quella* scatola: la conosci fin troppo bene ed essa contiene disagi e frustrazioni, gioie e dolori della tua quotidianità, problemi di salute e di relazione. Tu ne fai parte così come tutto ciò che puoi scorgere all'orizzonte in ogni direzione.

La consapevolezza è l'atto di coscienza che può condurti al di là dei confini della tua realtà attuale, che può permetterti di superare i problemi che ti assillano e i limiti alla tua libertà, per scoprire un mondo infinitamente più grande, libero e gioioso.

La meditazione è lo strumento che ti condurrà a superare i confini correnti, la mindfulness (nel linguaggio della psicologia occidentale) l'attitudine che potrai impiegare giorno dopo giorno per vivere la vita nella sua grandiosità.

Se eserciterai la pratica, ti ritroverai in un mondo nuovo, che contiene le possibilità di quello precedente, ma anche molto molto di più.

Non esiste limite all'atto di consapevolezza, ma dovrai allenare la tua coscienza come fosse un muscolo per poterlo impiegare. Ogni trasformazione del mondo attorno a te, ogni risoluzione di un problema, deve iniziare da un atto interiore, per essere poi realizzata attraverso un'azione concreta.

Ogni cambiamento e progresso avverrà prima all'interno e poi all'esterno.

II. Conosci Te Stesso

Una gattina si innamorò di un bel giovane e, persa la testa, andò dalla Dea Afrodite e le chiese di aiutarla a stare con lui. La Dea Afrodite la accontentò e trasformò la gattina in una bellissima ragazza, della quale il giovane si innamorò perdutamente. I due si ritrovarono in camera da letto e Afrodite, che osservando dall'alto volle mettere alla prova la ragazza, fece comparire improvvisamente un topolino. Non appena la ragazza vide il topolino lasciò il giovane e vi corse dietro per acchiapparlo.

Puoi cambiare ciò che *sembri* e ciò che fai, ma non ciò che *sei* veramente: sei nato libero e felice. Lo sai bene, pensaci. Come si comporta un bambino nei primi mesi di vita? Asseconda i propri istinti: mangia, dorme, esprime le proprie emozioni; apprende moltissimo e sperimenta senza paura; è affascinato da ogni cosa, scruta il mondo con meraviglia, respira pienamente ed è costantemente in contatto sensoriale con la realtà attorno a sé. Vive nel qui ed ora. Guarda, ascolta, tocca, assaggia. Normalmente sorride, tranne quando uno dei suoi bisogni non è soddisfatto. In questo caso, fa ciò che serve per ottenere ciò di cui ha bisogno e, una volta ottenuto, torna a sorridere.

Quando le antiche tradizioni parlano di "conoscere noi stessi" non fanno riferimento ad una comprensione mentale di chi siamo, ma ad una consapevolezza profonda, sentita nel presente e nel corpo.

L'essere umano adulto ha perso completamente il contatto con la propria natura originale ed autentica, non la ricorda nemmeno più. Non sente più quella parte bambina, felice e naturalmente libera. L'unica cosa che l'adulto sente sono il disagio e l'incompletezza.

Ma perché?

Il bimbo appena nato è totalmente dipendente dai genitori (anche biologicamente) e cerca più di ogni altra cosa la connessione, l'amore e il riconoscimento da parte loro.

Vive nel qui ed ora, sì, ma è solo all'inizio del suo percorso umano, che lo condurrà prima al trauma e poi alla sua risoluzione, per permettergli di esplorare totalmente la sua incarnazione.

Attraverso il processo educativo (che in ogni epoca trasmette un'etica, dei valori e delle regole specifiche e diverse) gli viene insegnato cos'è *bene* e cosa *male*, cosa può fare e cosa non può fare, cosa è giusto che mostri e cosa di sé è meglio che nasconda.

Per non perdere l'amore del genitore, il bimbo frammenta la propria natura, nega parti del sé originale, costruisce una personalità (cioè l'ego, la maschera) e un'identità molto diversa da ciò che è realmente e completamente.

Conosce il "male" perché gli viene insegnato e, nel tentativo di non perdere l'approvazione di genitori ed educatori, rinnegherà parti importanti di sé.

Inoltre, attraverso pubertà e adolescenza, il processo di socializzazione rafforzerà ulteriormente i tratti della personalità già delineati.

La distanza che avrà sviluppato da sé stesso è la medesima distanza che manifesterà nei rapporti con gli altri. Le esperienze emozionalmente significative vissute con altre persone non faranno che confermare l'esigenza di mantenere la sua maschera.

Ecco da dove nascono il disagio e l'incompletezza tipiche dell'età adulta: dal sapere, in profondità, di aver perso parti importanti di sé e di aver accumulato esperienze di dolore nei rapporti con gli altri.

Il dolore è spesso nascosto dalla tristezza, la tristezza nascosta dalla paura, la paura dalla rabbia. La rabbia, a sua volta, può celarsi dietro l'immobilità, l'isolamento e l'ansia.

Ed ecco riemersi dalle profondità della personalità i più comuni problemi emotivi del nostro tempo!

Fra questi mancano solo ciò che chiamiamo *depressione*, che da un punto di vista evolutivo non è altro che l'impossibilità di affrontare direttamente il dolore interiore e di reagire, e lo *stress*, cioè la resistenza emotiva che esercitiamo in risposta ad una pressione alla quale siamo sottoposti e dalla quale non riusciamo a liberarci.

Come vedremo meglio nel capitolo successivo, quando le difficoltà emotive qui elencate superano una certa soglia di sopportazione, il nostro corpo si ammala, per far fronte *in extremis* a ciò che non siamo stati in grado di risolvere consapevolmente.

Conoscere noi stessi attraverso la piena consapevolezza presente (mindfulness) è ciò che possiamo sperimentare realmente attraverso l'atto meditativo. Possiamo tornare a sentirci esattamente come si sente quel bambino appena nato – felici e liberi – ma con un corpo e una mente adulte e con molta più esperienza alle spalle.

III. Corpo, Mente e Salute

Mente, corpo, emozioni e spirito sono componenti inscindibili nell'essere umano, strettamente connesse l'una all'altra e interdipendenti nel loro funzionamento.

Benché se ne parlasse da millenni nell'ambito delle filosofie orientali, solo nel 1991 la scienza medica ha riconosciuto in Occidente lo stretto rapporto delle prime tre: psiche, corpo ed emozioni.

La PsicoNeuroEndocrinoImmunologia[1] è la scienza che spiega come la mente, attraverso gli imprinting del passato e la conseguente interpretazione degli eventi, guidi mediante neurotrasmettitori e ormoni (molecole che corrispondono, per così dire, alle emozioni che proviamo) il funzionamento del sistema immunitario – e quindi la nostra capacità di essere in salute o ammalarci.

Se una situazione sociale inattesa ci spaventa (perché quando eravamo bambini ci è stato insegnato a *diffidare degli sconosciuti*, ad esempio, e noi abbiamo interiorizzato questa regola), il rilascio degli ormoni dello stress predispongono il corpo a combattere il potenziale nemico, riducendo in quel momento la capacità del nostro sistema immunitario di far fronte a virus, batteri e altri patogeni.

Sappiamo bene che i topi da laboratorio, così come gli esseri umani sottoposti a frequenti e prolungati stress, tendono ad ammalarsi e a combattere meno efficacemente malattie di ogni genere (anche quelle croniche o molto gravi).

Al contrario, se alla nostra mente è stato insegnato a reagire con curiosità e buon umore a situazioni sociali nuove, il corpo si rilasserà e, oltre a poter fare nuove amicizie, resteremo in salute supportati da un sistema immunitario forte.

L'esempio appena citato è generico, ma rende l'idea.

Lo stress è una condizione fisiologica, programmata nei nostri geni di uomini delle caverne da sempre, ma poiché lo stile di vita odierno ci vede frequentemente sottoposti a stress prolungati (per non dire in condizioni croniche di stress acuto), la gestione efficace della nostra vita interiore è divenuta quanto mai una necessità imprescindibile.

In termini evolutivi e di coscienza, quando siamo in grado di gestire una condizione emotiva impegnativa attraverso la consapevolezza, il corpo *non ha bisogno* di manifestare malattie inerenti quella condizione. Mentre quando lo stress emotivo si prolunga e non riesce ad evolvere, il corpo rimane l'unica valvola di sfogo.

Lo spirito non è abituale materia di studio degli scienziati, ma in un certo senso occuparsi di emozioni presuppone già una considerazione integrata dell'essere umano, dei suoi bisogni e desideri, delle sue aspirazioni e della sua posizione in un universo più ampio.

La medicina si sta sempre più dirigendo verso una considerazione olistica dell'individuo, in cui vengono presi in considerazione anche l'ambiente, le relazioni ed il *terreno* nel quale la malattia si sviluppa.

Nella visione più comune della salute, tuttavia, le singole persone non percepiscono la propria diretta responsabilità nel prendersi cura di sé e dei propri bisogni a trecentosessanta gradi – e questo rappresenta il problema più grande. Nessuno, infatti, per quanto la medicina possa evolversi, potrà mai sostituirsi a noi nell'assolvere alle nostre necessità più profonde e spirituali.

La meditazione, la consapevolezza ed uno stile di vita *mindful* possono evitarci moltissima sofferenza, fisica ed emotiva.

Dopo queste doverose premesse (che mi auguro ti motivino a praticare meditazione con regolarità), vediamo meglio di capire cosa sia effettivamente la meditazione.

IV. Qui e Ora

"Meditazione" e "mindfulness" sono sostanzialmente sinonimi. Entrambi i termini si riferiscono sia allo stato di coscienza che possiamo raggiungere quando siamo con la mente nel *qui e ora*, sia al processo che possiamo mettere in pratica per raggiungere quello stato.

Attraverso la meditazione possiamo allenarci ad *essere testimoni della nostra esistenza*, ovvero essere *presenti* alla realtà sensoriale in cui ci troviamo, connessi a tutto ciò che accade attorno a noi e dentro di noi, senza giudicare o dare significati.

Il termine inglese *mindfulness* è la traduzione letterale di *sati* che in lingua pāli (il linguaggio utilizzato dal Buddha per i suoi insegnamenti) significa "piena consapevolezza attraverso la mente" ed è stato inventato da uno psicologo americano che negli anni settanta volle divulgare la meditazione in Occidente, scevra da connotazioni religiose.

Praticare la meditazione e godere dei suoi benefici non presuppone né richiede alcun credo religioso. Non servirà affidarsi ad una o più divinità che sovraintendano alla nostra esistenza né tantomeno rivolgersi ad entità particolari.

Chiunque è libero di meditare, per vivere pienamente il momento presente, restare in salute e sciogliere i nodi che limitano la propria esistenza, a prescindere da ogni struttura istituzionale o religiosa.

Molte persone non si sentono a proprio agio nel credere in Dio o semplicemente non sono interessate a farlo. Tuttavia, qualsiasi essere umano sente di esistere al di là del corpo, sa di non essere soltanto un *robot* e di avere una propria coscienza.

Questo è già un importante elemento di spiritualità, che nulla ha a che fare con il contesto religioso in cui siamo cresciuti o con il credo che abbiamo scelto di abbracciare.

Accettare consapevolmente l'esistenza di una dimensione spirituale è necessario per godersi appieno l'esperienza della meditazione: all'inizio tutto sarà piuttosto meccanico e apparentemente semplice, ma con il tempo verremo a contatto con la nostra *essenza* e dovremo essere pronti a farci i conti.

Se sei convinto di essere semplicemente una *macchina biologica*, priva di qualunque *spiritus* (soffio vitale) probabilmente la meditazione non ti sarà così tanto d'aiuto – o per lo meno io non sarò l'insegnante più appropriato.

Ribadisco ancora che possiamo meditare e praticare un'esistenza *mindful* senza alcun bisogno di diventare credenti o religiosi, ma sarà più che utile rimanere aperti alla percezione della propria coscienza per immergersi nell'esperienza del *qui ed ora*.

Se non ti senti una persona spirituale, considera il termine *spiritualità* come sinonimo di "ambiente e contesto sociale allargato". Dedicarsi alla spiritualità vuol dire prendere in considerazione noi stessi all'interno di un sistema più ampio, del quale fanno parte tutte le altre persone ed anche la natura stessa.

Al di là di tutti i benefici tangibili e concreti che possiamo ottenere dalla pratica meditativa (dei quali parlerò nel prossimo capitolo), l'espansione di coscienza e l'affacciarsi del nostro *spiritus* non potranno che essere i più importanti.

Se sarai *fortunato* e costante nella pratica, potrai sperimentare sulla tua stessa pelle la fusione naturale con l'universo attorno a te – ed allora non avrai più bisogno di spiegazioni.

Mediante la consapevolezza, svolgeremo un processo di reintegrazione delle parti perdute, andando a sciogliere i nodi che derivano dai traumi vissuti. Questo ci permetterà, attraverso gli anni, di dissipare il dolore, la tristezza, la paura, la rabbia, l'immobilità, l'isolamento e l'ansia che avremo accumulato.

Da un punto di vista pratico, durante le sessioni potremo vivere dei veri e propri rilasci emotivi accompagnati da pianto, risate o molteplici sensazioni fisiche.

Durante le meditazioni potranno manifestarsi fastidi, dolori o vere e proprie trasformazioni posturali: il corpo, infatti, immagazzina attraverso il tessuto connettivo e muscolare le emozioni derivanti dagli eventi traumatici della vita. Quando queste emozioni sono pronte per essere rilasciate, il corpo se ne libera e riconquista un nuovo assetto più sano.

Il percorso stesso della meditazione si evolverà attraverso gli anni e i decenni, permettendo importanti cambiamenti caratteriali, percettivi e mentali. L'evoluzione dell'individuo avverrà contemporaneamente su tutti i piani e si rifletterà di conseguenza nella realtà tangibile che vivrà attorno a sé.

Attraverso lo stato di mindfulness avremo l'occasione, con il tempo, di percepire *l'energia della nostra coscienza* come sensazione che avvolge e accompagna il corpo.

V. Benefici della Meditazione

Se ti appassiona la ricerca scientifica, sappi che su PubMed (uno dei più famosi motori di ricerca sulla letteratura scientifica pubblicata dal 1949 ad oggi) al momento in cui scrivo sono presenti oltre 4.800 occorrenze inerenti al termine "meditazione".

Sono moltissimi gli studi controllati che hanno indagato i benefici della meditazione e la sua correlazione con la salute e il benessere nell'essere umano.

Alcuni anni fa ho collaborato con la Dottoressa Emma Seppälä PhD del Centro per le Ricerche e l'Educazione sull'Altruismo e la Compassione della Stanford University per la traduzione in italiano di una sua ricerca riguardante proprio questo tema.

Dopo oltre un decennio di studi, Emma ha pubblicato una sintesi dei risultati ottenuti nell'articolo divulgativo *10 Motivi Scientifici per Cominciare Subito a Meditare*.

Ecco l'infografica che li riassume:

Dieci Motivi Scientifici per Cominciare Subito a Meditare

Tempo fa la meditazione era considerata una pratica esoterica o un'attività da hippie. Oggi le cose sono cambiate e gli scienziati dimostrano che attraverso la meditazione possiamo ottenere straordinari benefici per la nostra salute e felicità! Dai un'occhiata.

Per dirne una, E' Assolutamente ATTUALE!

Se...

30 MILIONI

di americani hanno provato la meditazione o la praticano regolarmente e se essa è molto diffusa fra i professionisti dello sport e nell'esercito, ci dev'essere una buona ragione...

Accresce la Vita SOCIALE

Credi che la Meditazione sia una pratica solitaria?
Aggiornati! Le ricerche° dimostrano che la MEDITAZIONE:

· **Aumena** le Relazioni Sociali
· **Riduce** la Solitudine

Può Migliorare Molto il

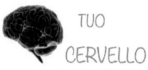

TUO CERVELLO

Le ricerche° dimostrano che la MEDITAZIONE:

· **Incrementa** lo spessore della Corteccia, specialmente nelle aree relative all'attenzione e all'introspezione

· **Incrementa** la Materia Grigia nelle aree relative alla memoria (Ippocampo) e al ragionamento (Area frontale)

· **Incrementa** il volume del cervello, specialmente nelle aree riguardanti le emozioni positive e l'autocontrollo

E Incrementa La Tua SALUTE E FELICITÀ

Le ricerche° dimostrano che la MEDITAZIONE:

· **Aumenta** le Emozioni Positive
· **Accresce** la il livello di Soddisfazione nella Vita
· **Stimola** il Sistema Immunitario
· **Diminuisce** il Dolore
· **Riduce** le Infiammazioni

Rende PIÙ FOCALIZZATI

Le ricerche° dimostrano che la MEDITAZIONE:

· **Migliora** la Memoria
· **Potenzia** l'Attenzione

...per non Parlare di Quanto Può Far Bene al TUO CUORE

Le ricerche° dimostrano che la MEDITAZIONE:

· **Potenzia** i Rapporti Sociali
· **Migliora** l'Empatia e la Compassione
· **Promuove** la Solidarietà
· **Aumenta** la Resilienza nei Momenti Difficili

E Più Mediti, Più Ottieni Benefici...

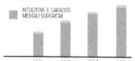

INTUIZIONE E CAPACITÀ MENTALI SUPERIORI

AUMENTA LA SAGGEZZA E TI AIUTA E VEDERE LE COSE IN PROSPETTIVA

Ti capita di perdere di vista le cose nell'insieme? Di essere intrappolato fra gli alberi e non vedere più la foresta? Prova a dedicare un po' di tempo alla meditazione per fare un passo indietro, sviluppare la capacità di vedere in prospettiva ed avere intuizioni geniali

Basta Malinconia e Tristezza!

Le ricerche* dimostrano che la MEDITAZIONE:
- Riduce l'Ansia
- Riduce lo Stress
- Ridce la Depressione

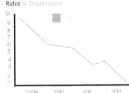

E se stai pensando..."chi diavolo ha tempo di restare seduto e non far nulla?"

Per favore CONSIDERA che:

Vi Sono **1.440**

MINUTI IN UN GIORNO...

QUANTI MINUTI SPRECHI su Facebook, davanti alla TV o davanti al Computer? Ecco quanto tempo potresti dedicare alla Meditazione

Pensi ancora di non poter restare seduto fermo a far nulla? Nessun problema! Vai semplicemente a fare una passeggiata senza cellulare o iPod e osserva il mondo attorno a te, restando attento al momento presente o facendo qualche esercizio fisico e di respirazione... Puoi anche semplicemente restare steso sull'erba e guardare il cielo!

Emma Seppala, PhD www.emmaseppala.com
The Science of Health, Happiness & Social Connection

Come hai potuto leggere tu stesso, moltissimi sono i benefici misurabili che si possono ottenere attraverso una pratica di consapevolezza su corpo, mente, emozioni e spirito. La meditazione è davvero una disciplina olistica!

Ricapitolando:

- Miglioramento della Salute
  - Miglioramento del sistema immunitario (anche in malattie come H.I.V. e tumori)
  - Diminuzione del dolore
  - Diminuzione dell'infiammazione dei tessuti
- Miglioramento della Felicità
  - Aumento delle emozioni positive
  - Diminuzione dei sintomi depressivi
  - Diminuzione dell'ansia
  - Diminuzione dello stress
- Miglioramento delle Relazioni Sociali
  - Miglioramento delle interazioni sociali e dell'intelligenza emotiva
  - Aumento della capacità di provare compassione
  - Diminuzione della sensazione di solitudine
- Miglioramento dell'Autocontrollo
  - Miglioramento della capacità di gestire le proprie emozioni
  - Miglioramento dell'abilità introspettiva e della consapevolezza
- Cambiamenti fisici nel Cervello
  - Aumento della materia grigia

- o Aumento del volume delle aree riguardanti le emozioni e l'autocontrollo
- Aumento della Produttività
  - o Miglioramento della focalizzazione e dell'attenzione
  - o Miglioramento dell'abilità di multitasking (gestire più attività contemporaneamente)
  - o Miglioramento della memoria
  - o Miglioramento della creatività e dell'abilità di pensare fuori dagli schemi.
- Maggior Saggezza
  - o Più possibilità di pensare in prospettiva
  - o Consapevolezza del proprio potere creativo e di gestione di sé stessi
  - o Capacità di affinare talenti, lasciare andare blocchi e limitazioni
  - o Miglioramento della qualità generale della vita [2]

Pensi che basti per convincerti ad iniziare?

Molte persone giungono alla meditazione quando non ne possono più della situazione in cui vivono (e forse questo non è proprio il modo migliore per iniziare, ma perché non cogliere l'occasione per conoscere un percorso che può illuminare la nostra vita *per la vita*?). Tanti altri, invece, hanno già *il controllo* della loro esistenza e vogliono solo aggiungere maggior consapevolezza e benessere al loro mix quotidiano.

VI. Predominio della Mente

Nella cultura e nello stile di vita più comune in Occidente assistiamo all'assoluto predominio della mente – o meglio della razionalità – a discapito di una sensibilità corporea ed emotiva di cui avremmo tutti quanti molto bisogno.

Mentre l'approccio razionale-scientifico ci permette un indiscutibile progresso tecnologico e un'apparente capacità di interpretare ciò che percepiamo, facendoci sentire più sicuri, esso porta con sé un ritmo di vita innaturale e una grande quantità di stress.

Una visione più sensibile e intuitiva, d'altro canto, può migliorare enormemente le nostre relazioni interpersonali, permetterci decisioni *un po' più magiche*, nonché donarci una gioia interiore incondizionata.

Bada bene, non sto suggerendo a nessuno di lasciare il proprio lavoro, spogliarsi dei beni materiali e ritirarsi sui monti dell'Himalaya per meditare a tempo pieno, al contrario! Siamo nati in Occidente *anche* per poter contare sulla ricchezza e sull'evoluzione che il nostro cervello razionale può donarci. Impiegare una buona dose di razionalità e concretezza nella nostra esistenza sarà inevitabile!

Dobbiamo tener conto però che nella vita di ogni essere umano arrivano momenti critici in cui la razionalità non può più aiutare, in cui sorge la necessità di affidarsi al Cuore e ad un innato intuito trascendente – ovvero alla parte creativa della mente.

◇

Un ulteriore potenziale sottovalutato dalla maggior parte di noi è quello dell'intelligenza del corpo.

Siamo stati abituati a pensare al corpo fisico come ad una macchina che saltuariamente smette di funzionare come dovrebbe, *rompendosi*, ma le conoscenze scientifiche più recenti delineano una realtà completamente differente. Il sistema mente-corpo è straordinariamente affascinante e complesso e reagisce ad ogni situazione – interna o esterna – assumendo un equilibrio nuovo e più opportuno. A volte le componenti di questo nuovo equilibrio non ci sono del tutto chiare e soprattutto gli effetti che il corpo manifesta (disagi e malattie) risultano per noi indesiderati. Ma se acquisissimo una consapevolezza sistemica (cioè se fossimo consci di *tutto* quello che nel nostro sistema sta succedendo), ci accorgeremmo che il nostro corpo sta risolvendo attraverso la malattia un problema per noi ben più grande (come ad esempio una *sofferenza dell'anima* che trasciniamo avanti da molti anni).

La capacità di far ricorso alle nostre risorse *sensibili* dev'essere preparata ed allenata adeguatamente, soprattutto se conduciamo la classica vita piena di impegni, con un lavoro 9-18 ed un costante desiderio di staccare la spina.

La meditazione per questo sarà fondamentale.

Dobbiamo imparare a valorizzare la nostra sensibilità, almeno tanto quanto la nostra mente – che in nessuna fase del percorso di mindfulness dovrà essere accantonata o sminuita.

Uno dei luoghi comuni da sfatare, infatti, è quello che essa debba annullarsi per poter riuscire a meditare o che sia necessario raggiungere il silenzio interiore per essere *presenti* a noi stessi.

Non è così.

La mente razionale, alimentata dai nostri ricordi, svolge un compito fondamentale senza il quale non potremmo sopravvivere: interpreta gli stimoli che riceviamo attraverso i cinque sensi e attribuisce loro dei significati mediante le esperienze precedenti. In questo modo essa crea una *percezione interiore arbitraria* (cioè l'insieme di pensieri ed emozioni) attingendo alla *realtà esterna*.

Questa funzione è necessaria alla vita in tutti i momenti in cui *non* siamo presenti a noi stessi (cioè in cui *non stiamo meditando*) e costituisce il nostro *pilota automatico*.

Per definizione, la mente opera confrontando passato, presente e futuro fra loro, in un incessante *movimento interiore attraverso il tempo*. Per questa ragione sembra ci limiti nel riuscire ad essere solamente qui e ora.

Non è combattendo la nostra mente razionale che riusciremo ad essere più presenti, bensì accettandone l'utilità e impiegandola a nostro servizio. Essa supplisce e *ipercompensa* proprio la mancanza di una maggior sensibilità intuitiva, che avevamo da bambini e che abbiamo perso crescendo.

Il *trucco* è accogliere l'incessante attività del pensiero e accettare ogni reazione emotiva o cinestesica alla meditazione, senza però identificarci con essa, riportando con pazienza l'attenzione alla pratica scelta.

Nella singola sessione la mente sembra distrarci, ma nel lungo termine essa ci aiuta nell'evoluzione fornendoci indizi preziosi. La mente è dalla nostra parte, è una sentinella in allerta al nostro servizio!

Mentre andremo recuperando il contatto con una sensibilità differente, la mente razionale si calmerà sempre più.

Quando, magari in una singola sessione, saremo disposti a sentire fino in fondo ciò che portiamo con noi, la mente saprà sorprenderci, quietandosi completamente.

Come ho già scritto in passato:

> *Quando la nostra mente razionale e quella intuitiva lavorano in sincronia, entriamo automaticamente in meditazione, in uno stato dove spazio e tempo hanno un sapore completamente diverso.*
>
> *In quello stato di maggior presenza, il brusio del mondo intorno e le preoccupazioni si fermano. I problemi si risolvono da sé (o forse sarebbe meglio dire che scopriamo che quei problemi non sono mai esistiti).*
>
> *Quando queste due dimensioni della mente si allineano e diventano coerenti, l'intuizione nasce spontaneamente.*
>
> [...] [3]

(Se desideri approfondire l'argomento, ti suggerisco il mio libro *Intuizione: Conoscenze e Tecniche per lo Sviluppo delle Percezioni Extrasensoriali*, https://got.am/intuizione)

VII. Abbandona le Aspettative

Vi sono innumerevoli modi per fare meditazione (mi riferisco a tradizioni, stili e tecniche) e infiniti stati di coscienza che possiamo raggiungere (tutti meditativi, anche se differenti l'uno dall'altro).

Per questa ragione dobbiamo cercare di mettere da parte ogni aspettativa.

Anche se potremo scegliere quale intenzione dare ad una nostra meditazione o concentrarci su pratiche che possano catalizzare benefici specifici, non potremo mai realmente *controllare* l'esperienza della meditazione. Non potremo sapere, prevedere o decidere come andrà.

Il percorso evolutivo con la meditazione (intesa come pratica formale, che svilupperemo attraverso sessioni di tempo dedicate) è un viaggio straordinario di esplorazione, scoperta, sorpresa, ma spesso anche di frustrazione, silenzio, normalità e noia. Questo fa totalmente parte del gioco: accetta che possa succedere qualunque cosa. In questo modo, qualunque cosa accada, andrà bene.

Nella pratica della meditazione è importante vivere l'esperienza, qualunque essa sia, a prescindere da quanto possa essere speciale o normale, soddisfacente o meno, senza cercare di raggiungere alcun obiettivo specifico.

È il processo stesso a fare la differenza, l'allenamento del *muscolo della coscienza*.

Nota che, per ottenere i tanto decantati benefici psico-fisici, ciò che serve è solo un minimo di rilassamento. Saranno sufficienti sei respiri lenti e profondi, eseguiti ad occhi chiusi e con l'attenzione rivolta all'interno, per aumentare le onde alfa del nostro cervello e attenuare lo stress del corpo.

Credere che per meditare serva il silenzio mentale è un preconcetto sbagliato.

Esistono senza dubbio gradi differenti di *profondità*, così come differenti benefici e facoltà che possiamo sviluppare, ma pretendere di ottenere il silenzio mentale è semplicemente inutile.

Mi rivolgo soprattutto a chi inizia (ma sarà utile anche a chi ha già esperienza alle spalle): la meditazione può accadere anche *assieme al pensiero*. Inoltre, più cerchiamo di *non pensare,* più finiamo per generare ulteriore rumore mentale.

Nella meditazione non possiamo considerare il pensiero – ma nemmeno eventuali rumori presenti nell'ambiente attorno a noi – come delle distrazioni. Al contrario, dovremmo cercare di includere qualunque *potenziale disturbo* e renderlo parte integrante della meditazione.

Più accoglieremo gli stimoli interni (pensieri, intuizioni, voci, ricordi, emozioni e sensazioni fisiche) e abbracceremo quelli esterni (rumori ambientali, voci, persone di passaggio, temperatura dell'aria) e più la meditazione diverrà facile. Combatterli, al contrario, li renderà più forti!

Queste indicazioni sono preziose per la *pratica formale* (poiché molti imprevisti possono aggiungersi ad una sessione minuziosamente preparata), ma anche per comprendere che potremmo meditare anche *mentre viviamo la nostra vita quotidiana*.

Metti da parte ogni ambizione di svuotare la mente o di riuscire a *non giudicare* ciò che accade. Goditi appieno ogni cosa possa accadere.

Uno dei valori che la meditazione insegna è proprio *quello di godersi il cammino a prescindere dalla meta raggiunta*.

È lì che si cela il grande tesoro: nel momento presente, mentre stiamo compiendo ogni passo. Se non abbandoneremo ogni intento di raggiungere una meta, la nostra mente non si arrenderà e continuerà l'inutile ricerca.

È nell'esperienza, nel percorso, nella *durata* della meditazione che possiamo sperimentare la serenità. Essa accade quando meno ce lo aspettiamo.

Respirazione Consapevole

Fermati nel luogo in cui ti trovi.

Scrolla il corpo per un istante, mentre lasci andare le tensioni.

Chiudi gli occhi e respira lentamente e profondamente dalle narici, per sei volte.

Fallo in maniera consapevole, percependo l'aria che entra ed esce ad ogni respiro.

Ecco. Hai sperimentato la meditazione.

VIII. Dove, Come e Quando Meditare

Quanto spesso mangi? Dormi? Ti lavi? Probabilmente ogni giorno, perché il tuo corpo e la tua mente ne hanno bisogno per essere in forma e in salute. Allo stesso modo, hanno bisogno che tu decida di dedicare tempo alla meditazione ogni giorno.

Dirò subito che non è necessario *iniziare a meditare tutti i giorni* e che ci sono molte persone che per anni hanno scelto di praticare una, due o tre volte a settimana. E ne hanno comunque tratto benefici.

Molte scuole di pensiero, filosofie e discipline impongono normalmente una pratica quotidiana di un'ora, alcune addirittura due volte al giorno.

Non ritengo strettamente necessario meditare così a lungo, ma ovviamente i benefici della meditazione sono proporzionali al tempo e all'energia che dedicherai alla pratica.

Non esiste una frequenza giusta o un tempo standard per meditare, perché questa scelta dipende dallo stile di vita che conduci e dal risultato che vorresti ottenere.

A meno che tu non faccia parte di quelle popolazioni "non civilizzate" che vivono in totale contatto con la natura, immerse nel loro ritmo primordiale e prive di qualunque metronomo tecnologico o sociale, il consiglio di meditare una volta al giorno ti sarà sempre utile.

Puoi decidere di arrivare a farlo con il tempo, iniziando con una frequenza minore di due o tre volte la settimana.

Dopo averti parlato delle differenti tipologie di meditazione, ti farò degli esempi specifici di frequenza, durata e pratica suggeriti per ogni persona-tipo.

Come per ogni sport, strumento musicale o reale competenza professionale, un istruttore o un Maestro potrà guidarti nel tuo personale percorso e ti aiuterà a gettare le basi per il futuro.

Meglio iniziare con un ritiro intensivo? Con un corso di un weekend? Oppure con una normale sessione di gruppo?
Il mio consiglio spassionato è di iniziare con il minor sforzo possibile, intensificando il percorso con il tempo, nel caso in cui dovessi sentirne il bisogno o nel caso in cui non dovessi riuscire ad abituarti alla pratica.

Una normale meditazione individuale o di gruppo sarà più che sufficiente per farti vivere la prima esperienza.

Se dovessi renderti conto di *volere di più* o di aver bisogno di un momento intensivo per meditare, potrai dedicarvi un corso ad hoc. Ricorda, in ogni caso, che sarà sempre la pratica periodica (e mi auguro quotidiana) il terreno di confronto con te stesso e il reale percorso di consapevolezza.

Nessun seminario, ritiro o singola esperienza potrà mai sostituirsi alla tua dedizione *attraverso la vita quotidiana.*

Una delle obiezioni più frequenti che ascolto dalle persone desiderose di avvicinarsi alla meditazione (ma che non lo hanno ancora fatto) è che "non hanno tempo".

Potrei liquidare questa affermazione rispondendo semplicemente che abbiamo tutti lo stesso tempo e che quello che conta è la *priorità* che diamo alle attività della nostra giornata, oppure potrei far notare quanto tempo *sprechiamo* ogni giorno grazie ai social network o alla televisione. Oppure ancora potrei ribattere con il cliché che *volere è potere!*

Ma la realtà incontrovertibile è che la mancanza di tempo evidenzia solo *poca volontà* di intraprendere un percorso introspettivo o uno *stress* talmente elevato da essere quasi giunti ad un punto di rottura.

In entrambi i casi, sappi che puoi iniziare a meditare dedicandovi anche solo cinque minuti del tuo tempo. Segna in agenda questo tuo *appuntamento con te stesso* così come faresti per qualunque altro impegno importante, metti da parte ogni scusa e decidi ora *quando vuoi iniziare!*

Partecipare ad un weekend intensivo di meditazione o addirittura ad un soggiorno di molti giorni non è certamente la scelta più saggia per chi voglia vivere un percorso di consapevolezza. Ho condotto io stesso per oltre un decennio questo genere di seminari e vorrei che comprendessi che la meditazione *non è qualcosa che si impara, ma qualcosa che si fa.*

Un percorso di consapevolezza attraverso discipline psicologiche o di *sviluppo del potenziale* può essere approfondito con un corso specifico e ristretto ad uno o più weekend, ma se parliamo di meditazione, dovrai praticare con costanza e periodicità (mi auguro di poterti aiutare io stesso in questo compito).

Appena tornati alla vita abituale dopo un eventuale corso di meditazione, gli ormoni dello stress saranno efficientissimi nell'elevare il ritmo interno e la nostra mente tornerà nella sua automatica inconsapevolezza quotidiana. Per questo c'è sempre bisogno di meditare, soprattutto quando abbiamo appena iniziato a praticare!

IX. Quale Meditazione Scegliere?

Con quale tecnica meditare? Quale pratica scegliere? Meditazione libera o guidata? Mindfulness o induzioni ipnotiche? Yoga, Taoista, Buddista…

Possono essere numerose le domande che assillano la mente del neo-meditatore, perché tante sono le possibilità che abbiamo a disposizione.

Come un bimbo che inizia a scoprire gli sport può sperimentare attività differenti, similmente anche tu puoi giocare e curiosare in questo affascinante universo che si aprirà a te.

In linea generale, più la tecnica è semplice, più la sua riuscita sarà difficile per un neofita. Più la tecnica è strutturata, più sarai condotto per mano attraverso l'esperienza e ti risulterà facile viverla.

La meditazione può impiegare la sola forza di volontà del meditatore (che si dovrà concentrare il più possibile su un solo stimolo) oppure essere supportata dalla guida verbale ed energetica del Maestro.

Come già detto, non abbiamo bisogno di seguire una filosofia o una religione per poter meditare.

Possiamo meditare camminando e prestando attenzione ai nostri passi e al contatto del piede con il pavimento;

Possiamo meditare respirando al nostro ritmo naturale, riportando costantemente l'attenzione al respiro nel momento in cui dovessimo accorgerci di essere attirati dai pensieri;

Possiamo impiegare respirazioni controllate in più tempi (come avviene nel Prāṇāyāma Yoga) ed energizzare il corpo sfruttando il potere vivificante del respiro e delle antiche tecniche orientali;

Possiamo meditare muovendoci liberamente e cercando di vivere il più possibile il momento presente attraverso il corpo (sono famose, in questo senso, le pratiche dinamiche di Osho);

Possiamo meditare muovendoci in maniera controllata, fluendo attraverso posizioni Yoga (gli asana, che in Occidente vengono spesso scambiati per una forma di stretching o ginnastica);

Possiamo meditare ripetendo un mantra, cioè un suono cantilenato, come nelle meravigliose preghiere induiste (o nella super-commerciale Meditazione Trascendentale);

Possiamo meditare visualizzando mentalmente un paesaggio o un ambiente a noi familiare, ricordando e rivivendo un viaggio interiore;

Possiamo meditare fissando la fiamma di una candela;

Possiamo meditare ascoltando parole ipnotiche che ci guidano in stati di *trance* o indurre in noi stessi stati alterati di coscienza attraverso il ritmo di percussioni di strumenti tradizionali;

Possiamo meditare ascoltando semplicemente musica o in totale silenzio;

Possiamo meditare a contatto con la natura mentre siamo in vacanza, spostandoci da un luogo all'altro durante una giornata di lavoro o chiudendo gli occhi e facendoci guidare da una pratica registrata nel bagno dell'ufficio in pausa pranzo.

Insomma, abbiamo davvero l'imbarazzo della scelta e dobbiamo ricordare che non esiste una tecnica migliore, più efficace o più profonda in assoluto, ma solo una tecnica che può risuonare maggiormente con noi in un determinato momento della vita.

Per questo è fondamentale spaziare e saggiare attraverso l'esperienza ciò che più ci ispira, ricordando che ciò che *fa la meditazione* è restare il più possibile nel *qui e ora*.

Ogni stile, tecnica e pratica richiederà specifiche posizioni, "rituali" o accessori. Offriti la possibilità di conoscerli e sperimentarli senza pregiudizio.

Ricordo che quando iniziai a meditare, assieme ad un gruppo che impiegava musiche tradizionali, la mia mente si era stranita per la *religiosa ritualità* che alcuni brani portavano con sé. Il Maestro che mi accompagnava (e che nulla aveva a che vedere con un credo religioso) ebbe la cura di rivolgersi a me aiutandomi a cogliere quel che era davvero importante al di là della forma e delle apparenze, cioè il senso del sacro che attraverso quelle stesse musiche avrei potuto sentire dentro di me.

Discipline e scuole specifiche portano con sé convinzioni e dogmi che accompagnano la meditazione e, com'è normale che sia in un autentico percorso spirituale, la coscienza prima o poi vorrà trascendere i loro limiti.

Sii fluido e libero nella tua pratica, sperimenta e permettiti di cambiare.

In quindici anni di meditazione ho avuto modo di praticare, apprendere ed insegnare molto, dall'approccio più psicologico ed occidentale dell'Ipnosi Ericksoniana alle pratiche di Tantra ed Induismo, arrivate a noi attraverso lo Yoga e le religioni orientali.

Se ancora ti stai chiedendo cosa scegliere, sappi che qualunque sia il luogo in cui vivi, alla fine del libro troverai l'invito a sperimentare molte di queste meditazioni con il mio aiuto diretto.

All'interno di quella che ho chiamato *Accademia di Meditazione GOTAM*, raggiungibile online in qualunque momento e da qualunque luogo, troverai livelli di pratica libera e guidata per ognuna delle tecniche sopra citate, adatte sia a praticanti esperti che a neofiti.

(Il codice promozionale "INTROMEDI21B" ti permetterà di entrare in questa grande famiglia gratuitamente)

X. Esempi di Applicazione Pratica

Non mi piacciono le ricette preconfezionate, perché non tengono conto del meraviglioso universo che è ogni essere umano. Ma voglio farti qualche esempio per farti capire come la meditazione possa adattarsi alle esigenze e allo stile di vita di ognuno.

Ad una persona con una vita intensa e stressante (dal punto di vista fisico, emotivo o relazionale) suggerirei un rilassamento guidato di almeno venti minuti ogni giorno, da ascoltare preferibilmente la sera;

Ad una persona particolarmente ansiosa, depressa o che soffre di attacchi di panico, suggerirei sessioni brevi da dieci minuti di respirazione libera e profonda, ripetute anche due o tre volte al giorno ad intervalli regolari;

Ad una persona che si sente tranquilla ed equilibrata, desiderosa di maggior concentrazione, lucidità, creatività e autocontrollo suggerirei una sessione di sessanta minuti ogni mattina, alternando movimento e visualizzazione;

Ad una persona sola e che fatica ad aprirsi agli altri, suggerirei un ciclo di meditazione intensiva sul cuore di quindici, trenta o sessanta minuti al giorno, da ripetere per almeno tre settimane;

Ad una persona dai ritmi frenetici, che fatica a trovare tempo per sé tra un figlio da portare a scuola ed una riunione di lavoro, consiglierei una meditazione di soli cinque minuti, da ripetere tutte le volte in cui sente di essere arrivata al limite (e questo solo per cominciare, perché quando il ritmo rimane così alto si rischia di ammalarsi seriamente!);

Ad una persona con difficoltà inerenti al piacere fisico e alla sessualità, suggerirei alcune semplici pratiche tantriche che operano sulla percezione: basterebbero quindici minuti per sentirsi più sensibile e sensuale;

Ad una persona sempre arrabbiata, prescriverei un'induzione ipnotica di quaranta minuti, da ascoltare la mattina almeno una volta alla settimana, per programmare la propria mente inconscia ad innescare più emozioni positive;

Ad una persona molto rigorosa e desiderosa di espandere la propria coscienza, suggerirei un classico mantra *Om* o pratiche di Kriyā Yoga, da impiegare per trenta minuti a sessione, per almeno tre volte a settimana.

Ho reso l'idea? La meditazione è uno strumento molto versatile e molto più importante della singola sessione sarà il percorso compiuto attraverso settimane, mesi ed anni. Esso si evolverà insieme a te e ti permetterà di lavorare sulle questioni importanti che ogni periodo della vita porta con sé.

Qualunque sarà la pratica che sceglierai, ti consiglio di meditare sempre allo stesso orario e nello stesso luogo, per instaurare più facilmente l'abitudine.

XI. Meditare Vivendo, Vivere Meditando

Nella prima fase di un percorso con la meditazione, si è portati a praticare la consapevolezza solo in sessioni formali, mentre in un tempo successivo si inizia anche ad integrare l'*attenzione al momento presente* nella vita quotidiana.

Dopo essere andato in palestra per allenare il muscolo della coscienza, insomma, puoi godere della maggior forza, resistenza e sostegno che quel muscolo può offrirti nella attività ordinarie.

Le sessioni formali di meditazione (ovvero quei momenti in cui dedichiamo tempo alla pratica lontani da ogni distrazione) sono indispensabili per formare il nostro cervello e la nostra coscienza alla *presenza*. Questa forma di *distacco temporaneo* dalla vita consueta per rivolgere l'attenzione a noi stessi semplifica infinitamente questo processo. Una coscienza non allenata fatica molto a prestare attenzione a sé mentre si occupa anche della realtà che la circonda (d'altronde, se fosse naturale vivere espletando i nostri compiti quotidiani e prestando allo stesso tempo attenzione al nostro mondo interiore, non avremmo alcun bisogno di espandere ulteriormente la nostra coscienza).

È importante iniziare il prima possibile, tuttavia, quel processo di integrazione fra lo stato meditativo che viviamo attraverso le pratiche e tutto il resto della vita, per non rischiare di allontanarci ancor di più da noi stessi mentre lavoriamo o ci relazioniamo agli altri.

La meditazione può facilmente diventare una via di fuga dalla realtà, piuttosto che un percorso di *maggior discesa nella realtà.* Ne è la dimostrazione il fatto che l'adesione ad un culto religioso sia spesso accompagnato dal rifiuto dei beni materiali e dall'allontanamento dalla vita emotiva e sensuale. È indubbiamente più semplice guidare le masse all'evoluzione spirituale *dividendo in compartimenti* le aree della vita e condannando la materialità perché ogni attenzione sia rivolta allo spirito. Purtroppo, però, questo approccio mal si coniuga con gli istinti che tutti quanti possediamo e che è molto difficile riuscire a sublimare.

Non è più il tempo di dividere in compartimenti la vita, perché le forze istintive che ci muovono richiedono prepotentemente attenzione e la società in cui viviamo le stimolerebbe comunque ad uscir fuori (magari in maniera esplosiva).

Il rischio che corriamo se non lavoriamo per integrare le nostre parti è una vera e propria schizofrenia dissociativa. Il processo di frammentazione al quale siamo sottoposti durante l'infanzia (e di cui ti ho parlato nel secondo capitolo) è già naturalmente grave di per sé. La meditazione dev'essere uno strumento di consapevolezza e di espansione della coscienza *a favore della vita quotidiana*, non contro di essa!

Per questo combatto strenuamente l'immagine stereotipata del maestro spirituale che si ritira ad una vita ascetica sul monte: essa rappresenta *forse* l'ultimo passo di un percorso che pochissimi individui hanno bisogno di completare. Quell'immagine è spesso accompagnata da un falso atteggiamento di positività e buonismo che appartiene più all'ego e alla personalità che allo spirito.

La maggior parte di noi ha bisogno di radicarsi *ancor di più* nella realtà materiale mentre si occupa dei bisogni della propria anima, piuttosto che *ignorarla coscientemente*. Attraverso la consapevolezza dobbiamo reintegrare tutti i lati ombra nascosti a noi stessi (cioè quelle parti di noi che da bambini abbiamo negato) e tornare ad essere un *unicum*.

Quando sentiremo di essere in grado di vivere la dimensione emotiva (liberi di arrabbiarci, ridere, piangere e gioire), quella istintiva (godendo dei piaceri della carne), l'intelligenza della mente ed avremo accettato il nostro ego-personalità per ciò che è, allora potremo esprimere la nostra mindfulness nella quotidianità, vivendo il presente in ogni momento.

Dopo esserci allenati ad integrare ogni disturbo durante le nostre sessioni di meditazione, potremo cominciare a prestare attenzione alla nostra coscienza anche mentre lavoriamo, parliamo al telefono, camminiamo per strada o addirittura mentre guardiamo la televisione!

Qualunque gesto, lavoro o attività può essere svolto con maggior consapevolezza presente.

Possiamo ad esempio lavare i piatti, mantenendo l'attenzione sulle sensazioni delle mani, su quello che osserviamo, su quello che ascoltiamo intorno a noi, su come ci sentiamo… o fare una passeggiata consapevole, come sperimenterai nel prossimo esercizio.

Anche dopo aver integrato la meditazione nella vita quotidiana le sessioni formali rimarranno molto importanti, perché ad esse sono riservati stati di coscienza ancora più intensi ed elevati e – saltuariamente – esperienze estatiche molto particolari.

Camminata Consapevole

Mentre stai camminando per strada, al tuo ritmo abituale, comincia a rallentare il passo e a diventare cosciente del tuo respiro.

Immagina di avere a disposizione una manopola che può rallentare il tempo e girala nella tua mente, perché tutto diventi ancor più lento... non solo nel modo in cui ti muovi, ma anche nelle cose che scorrono davanti ai tuoi occhi e ai tuoi sensi.

Continua a rallentare il passo, per entrare in contatto con il momento presente.

Rallenta più di quanto senti ragionevole fare e nota il movimento delle persone attorno a te, che si fa più lento allo stesso modo. Comincia a riconoscere nuovi dettagli nel paesaggio che ti circonda.

Osserva un palazzo davanti al quale passi ogni giorno e nota dettagli nuovi. Porta l'attenzione a quello che vivi dentro di te, alla maggior apertura che percepisci e al senso di benessere che sorge, mentre continui a tenere l'attenzione anche sul tuo respiro.

XII. Rispetta la Meditazione

In questo capitolo ti chiederò di avere particolare fiducia in me e in alcune idee, che potrebbero altrimenti apparire strampalate.

La meditazione ha bisogno di grande rispetto e di un certo grado di attenzione, perché quando utilizziamo determinate pratiche chiediamo all'*energia interiore* di mettersi in movimento.

Te ne ho già parlato, in realtà, ogni volta che nei capitoli precedenti ho citato il termine *coscienza*, ma vorrei che tu ti focalizzassi sul grande potere che l'intenzione cosciente può attivare dentro di te.

Per la maggior parte delle persone il termine *energia*, associato all'essere umano, rievoca la cultura hippie e appare quantomeno strano.

Le stesse persone che comunicano ogni giorno attraverso il loro cellulare e guardano film in televisione, per qualche strana ragione faticano ad accettare che anche attorno al corpo umano esista un campo magnetico. Questo è generato dagli impulsi elettrici che attraversano il sistema nervoso e dall'attività dell'organo cardiaco (è un fenomeno comunemente descritto in fisica dalle leggi di Faraday, Ampère e Maxwell).

Il problema culturale nasce dal fatto che le prime a parlare di campo energetico umano sono state tradizioni filosofiche antiche di millenni (utilizzando il termine *energie sottili*), mentre la scienza ne ha spiegato l'esistenza *solamente* dal 1826 in poi.

Uno dei ricercatori più autorevoli che tratta l'argomento e lo correla a discipline come Meditazione, Reiki, Pranoterapia, Agopuntura, Rolfing, Cranio-sacrale, Riflessologia, Shiatsu, QiGong, Medicina Tradizionale Cinese è lo scienziato americano James L. Oschman PhD [4].

È proprio Oschman a spiegarci perché la *medicina moderna* ostracizzi la realtà elettromagnetica del corpo a favore dei composti chimici: il *Pure Food and Drug Act* americano del 1906 ha sostanzialmente reso illegali fino al 1980 tutte le terapie fondate su elettricità, magnetismo e luce (nonostante se ne conoscesse già ampiamente l'efficacia). Questo atto ha storicamente influenzato la ricerca medica e l'insegnamento della medicina nelle facoltà universitarie sino ad oggi.

Ogni volta che parlo di energia mi riferisco implicitamente alla nostra coscienza, che non solo regola il funzionamento del corpo attraverso lo scambio di informazioni fra le sue parti, ma che ci permette anche di essere connessi a tutti gli altri individui attorno a noi.

Meditando interagirai direttamente con quell'energia che finora abbiamo chiamato coscienza e potrai veder accadere grandi cambiamenti nella tua vita e nel mondo di cui fai parte.

La forza della tua coscienza è un elemento fondamentale nel percorso di conoscenza di sé e diventerà gradualmente più tangibile attraverso gli anni in cui praticherai meditazione.

L'elevazione della tua energia potrà liberare attraverso di te un potenziale infinito e per questo ti invito, nel momento in cui dovessi sentirti in qualche modo sopraffatto o incapace di gestire quel potere, a cercare una guida che possa condurti nel passo successivo del tuo percorso.

Per millenni alcune pratiche sono state esclusivo appannaggio di gruppi ristretti e conservate con segretezza proprio per il grande potere che portano con sé. La diffusione indiscriminata di informazioni e conoscenze originariamente riservate a pochi ha sdoganato pratiche i cui effetti sono fortemente evolutivi, ma anche estremamente destabilizzanti per una personalità non pronta.

Come in ogni serio percorso di apprendimento di una disciplina o di uno sport, un Maestro esperto potrà aiutarti con la sua esperienza e saggezza. A te spetterà sempre il compito di stabilizzare la tua coscienza attraverso una pratica regolare e continua, che ammorbidisca i tuoi passi ed eviti contraccolpi inattesi.

◇

Oltre che del potere dell'energia umana, le antiche tradizioni ci parlano comunemente *dell'importanza del Cuore* e della sua *apertura*.

Attraverso l'enciclopedica raccolta di informazioni di Oschman apprendiamo che l'organo cardiaco produce numerose *frequenze di energia* che si propagano attraverso il sistema circolatorio e raggiungono ogni cellula del corpo (il segnale più rapido è la pulsazione elettromagnetica – misurabile con l'elettrocardiogramma e con il magnetocardiogramma – seguito dall'onda sonora del battito cardiaco, dall'onda di pressione e infine da una radiazione infrarossa).

Il cuore, come organo fisico, rappresenta il più importante *regolatore del funzionamento del corpo* (il suo campo magnetico può essere rilevato addirittura a oltre quattro metri di distanza da noi!), mentre come punto energetico rappresenta il *portale di accesso* ad una relazione profonda e incondizionata con noi stessi e con gli altri.

Quando vorrai impiegare la meditazione come strumento di *apertura alla vita*, nuove informazioni si affacceranno alla tua conoscenza e ti permetteranno di mettere in atto questo lungo processo.

XIII. Riunire le parti... dell'umanità

Secondo la visione di filosofie e religioni differenti, gli esseri umani devono ritrovarsi fra loro, come parti disperse di un unico essere, come anime separate *alla nascita* che hanno bisogno di ritornare a sentirsi *una*.

Osservando i comportamenti di un bimbo di pochi anni, non ancora *corrotto* dallo sviluppo della personalità, possiamo comprendere quanta distanza abbiamo interposto fra noi e le altre persone crescendo. Quel bimbo sa vivere felicemente a stretto contatto *fisico ed emotivo* con tutti gli altri, senza confini né sfiducia, senza bisogno di corazze o protezioni. Egli non distingue fra *sé* e *loro* quando li tocca o comunica. Quel bimbo è molto più saggio di tutti noi, ma crescere significa strutturarsi e allontanarsi dall'uno che eravamo. Quell'*uno*, come la personalità di ognuno di noi, si è diviso in parti per permetterci di vivere il nostro percorso e riconoscerci infine nuovamente nell'unità.

I sensi sembrano ingannarci perché le differenze di personalità ci fanno sembrare così diversi e lontani, ma sotto sotto siamo tutti perfettamente uguali.

Attraverso il processo di elevazione della coscienza si può toccare con mano, sentire sulla propria pelle *anche solo per un istante* questa reale somiglianza e unità.

Meditando ricomponiamo prima le nostre parti, per poi riunirci in una grande famiglia planetaria.

Non si tratta di un concetto astratto o di una credenza da abbracciare. L'illusione della separazione che vediamo nella dimensione materiale è tanto *reale* quanto lo è la connessione profonda che ci unisce tutti sul piano della coscienza. La differenza sta nell'apertura interiore e nella consapevolezza che dobbiamo raggiungere per poter percepire entrambe le sfumature della realtà.

Attraverso la meditazione possiamo davvero trascendere i limiti di spazio e tempo propri della mente razionale ed accedere attraverso l'intuizione a nuove percezioni che riguardano noi stessi e l'universo.

Se vorrai sperimentare le meraviglie di questa pratica millenaria alla quale la tua coscienza ha già iniziato ad aprirsi, sarò felice di accompagnarti giorno per giorno attraverso l'*Accademia di Meditazione GOTAM*, che porta il mio nome e raccoglie in un certo senso la mia eredità. Negli anni l'*Accademia* ha riunito centinaia di meditatori da ogni parte d'Italia e d'Europa. Attraverso le pratiche guidate, i corsi e le sessioni di gruppo saprà farti toccare con mano la dimensione più pratica della meditazione.

Qualunque sia il luogo in cui ti trovi, la tecnologia ci offre la preziosa opportunità di riunire le nostre intenzioni per il benessere personale e collettivo.

Ti aspetto con una miriade di esperienze da vivere proprio adesso su

www.AccademiaDiMeditazione.it

Il codice promozionale "INTROMEDI21B" ti permetterà di entrare in questa grande famiglia gratuitamente per il primo mese: dopo aver consultato le informazioni generali sul sito, accedi con il codice personale per completare la tua iscrizione speciale su

www.AccademiaDiMeditazione.it/speciale

Ti ringrazio per l'onore che mi hai riservato, attraverso la scelta di questo manuale, di introdurti ad una pratica che porterà ancor più bellezza nella tua vita.

XIV. Per l'Uomo Moderno

Abbiamo davvero bisogno di rallentare.

Più andiamo veloci, più il nostro corpo vive stress e si ammala; più andiamo veloci, più funzioniamo con il pilota automatico (e rischiamo di finire facilmente fuori strada); più andiamo veloci, più il dovere ha il sopravvento sul piacere; più andiamo veloci, più subiamo condizionamenti sociali; più andiamo veloci, più rinunciamo al nostro potere intuitivo e creativo; più andiamo veloci, più gli errori sono difficili da correggere e ci si ritrova lontani dai propri sogni. Serve coraggio per rallentare.

Rallentare significa lasciare andare le tensioni e guarire mente e corpo; rallentare significa ricominciare a respirare in modo naturale; rallentare significa darsi la possibilità di cogliere la bellezza della vita; rallentare significa notare dettagli nuovi in ogni cosa; rallentare significa consentire ai problemi di risolversi da soli; rallentare significa riuscire a sentire noi stessi e gli altri; rallentare significa poter scegliere con saggezza; rallentare significa saper correggere gli errori prima che sia troppo tardi; rallentare significa darsi la possibilità di riconoscere il senso della vita.

Rallentare significa vivere nell'Amore.

Appendice: Esercizi di Presenza

Oltre a sperimentare la meditazione attraverso sessioni formali in Accademia, ti invito a mettere in pratica i suggerimenti presenti nelle prossime pagine per portare maggior consapevolezza nelle azioni più semplici della vita quotidiana.

Dedicare attenzione al momento presente durante le attività abitudinarie è una sfida non semplice, ma costituisce un potente strumento per la trasformazione della nostra coscienza e per la nostra serenità.

Inoltre, amplificherai le tue percezioni e ti accorgerai di come alcuni comportamenti possano cambiare (o semplicemente assumere un significato nuovo), perché sceglierai di viverli con un grado differente di consapevolezza.

Ripeti ogni pratica per più giorni consecutivi per aumentarne l'efficacia e annota nelle pagine bianche al termine di questo volume le tue esperienze ed osservazioni.

Pasto Consapevole

In occasione di un pasto consumato in solitudine, inizia preparando l'ambiente e rendendolo silenzioso e privo di distrazioni.

Mangia consapevolmente.

Presta attenzione ad ogni movimento, mentre porti la forchetta o il cucchiaio alla bocca.

Prepara ogni boccone, mastica e gusta pienamente tutto ciò che mangi.

Resta nella percezione delle sensazioni fisiche, in bocca, lungo l'esofago, nello stomaco...

Ricorda di percepire la sazietà che si sviluppa dentro di te ad ogni boccone.

Ascolto del Silenzio

Piuttosto che guardare la televisione o dedicare tempo allo smartphone, a casa o in un momento libero durante la giornata, scegli di fermarti e ascoltare semplicemente il silenzio.

Non compiere alcuna azione e non rivolgere l'attenzione al pensiero.

Al contrario, resta fisicamente fermo, ammorbidisci lo sguardo e i muscoli attorno agli occhi.

Respira profondamente, tre volte.

Resta nella percezione del silenzio e goditelo per alcuni minuti.

Tatto Amplificato

Procurati alcuni oggetti di materiali e consistenze differenti e tienili accanto a te.

Chiudi gli occhi.

Compi tre respiri lenti e profondi.

Prendi in mano uno degli oggetti e percepiscilo attraverso il tatto, muovendo lentamente le mani sulla sua superficie.

Ferma i pensieri e il giudizio, resta semplicemente in contatto con ogni sensazione fisica.

Passa all'oggetto successivo e rimani immerso nella percezione.

Relazione Profonda

Sperimenta questo esercizio coinvolgendo un amico o un familiare.

Sedete uno di fronte all'altro, mantenendo le mani a contatto nella maniera più comoda possibile.

Chiudete gli occhi.

Fate tre respiri lenti e profondi, assieme.

Rimanete nella silenziosa percezione dell'altro e della sua presenza.

Radicamento a Terra 1

Siedi con i piedi nudi ben saldi a terra.

Chiudi gli occhi.

Compi tre respiri lenti e profondi, portando la tua attenzione dai piedi alla testa durante l'inspirazione e dalla testa ai piedi durante l'espirazione.

Sospendi il giudizio, resta semplicemente in contatto con ogni sensazione fisica.

Ora concentra la tua attenzione sulla sensazione del contatto fra i piedi e il pavimento per qualche istante.

Successivamente, immagina di respirare dai piedi, assorbendo nutrimento dalla terra e di lasciare andare *dai* piedi le tensioni del corpo *verso* terra.

Radicamento a Terra 2

Resta in piedi, mantenendo i piedi nudi ben saldi a terra e leggermente divaricati.

Piega leggermente le ginocchia e chiudi gli occhi.

Compi tre respiri lenti e profondi, portando la tua attenzione dai piedi alla testa durante l'inspirazione e dalla testa ai piedi durante l'espirazione.

Ora immagina di respirare dai piedi, assorbendo nutrimento dalla terra e di lasciare andare *dai* piedi le tensioni del corpo *verso* terra.

Sospendi il giudizio, resta semplicemente in contatto con ogni sensazione fisica.

Respiro a Contatto con la Natura

Siedi comodamente in un contesto naturale o semplicemente osservando un paesaggio dalla tua finestra.

Mantieni gli occhi aperti e comincia a respirare profondamente.

Quando ti senti calmo e presente, immagina di portare dentro di te quel paesaggio ogni volta che inspiri e di portare la tua coscienza *nel paesaggio* ogni volta che espiri.

Esposizione al Sole

Esponiti alla luce del sole.

Siedi o distenditi in un contesto silenzioso.

Inizia a respirare in maniera lenta e profonda.

Chiudi gli occhi.

Rimani nella percezione della sensazione di calore che il sole trasmette al tuo corpo.

Non rivolgere l'attenzione al pensiero, al contrario: resta presente al respiro e alla sensazione di calore.

Movimento Libero

Scegli una calma musica d'atmosfera.

Mettiti in piedi, al centro di uno spazio dove tu possa muoverti liberamente.

Chiudi gli occhi per alcuni istanti, mentre porti l'attenzione al tuo respiro.

Scendi con il respiro *nel* corpo e immagina di abbassare il volume della tua voce interiore a zero.

Muovi il corpo liberamente e lentamente, accompagnato dalla musica.

Occupati solamente di vivere ogni centimetro dei tuoi movimenti con consapevolezza.

Osservazione del Pensiero

Siedi comodamente e chiudi gli occhi.

Lascia il pensiero libero di fluire.

Osserva i pensieri, come se fossero immagini che scorrono sullo schermo di un televisore, cosciente che tu *non sei* i tuoi pensieri.

Rimani nella consapevolezza del corpo e dei pensieri che continuano a fluire liberamente.

Chakra e Corpi Sottili

L'Anatomia Invisibile dell'Essere Umano

Marco Cattaneo GOTAM

Una Nuova Visione

La vita e l'intero universo presentano caratteristiche che trascendono la percezione sensoriale. Basti pensare che i nostri cinque sensi sono tarati su specifiche frequenze d'onda e che quindi esistono suoni e colori che non sono percepibili dall'essere umano.

Da sempre le culture e le filosofie antiche hanno evidenziato l'importanza di considerare le situazioni, nonché gli esseri viventi, in maniera integrata. La tendenza contemporanea è invece di studiare il singolo elemento di ogni sistema – così come ogni parte dell'essere umano – separatamente dall'insieme.

Tutti quanti abbiamo avuto modo di sperimentare episodi particolari, strane coincidenze che non sono razionalmente comprensibili o etichettabili. Questi fenomeni sono spesso considerati come anomalie del sistema, quando in realtà sono semplicemente avvenimenti che esulano dal nostro campo di conoscenza e quindi possiedono delle regole apparentemente differenti da quello che ci aspetteremmo. Tutto ciò che avviene nell'universo è naturale: il fatto di non riuscire a comprenderlo è sinonimo della limitatezza del modello logico di riferimento, non di un errore della natura.

L'essere umano non fa eccezione a questa regola, quindi l'importanza e la necessità di considerarlo a livello olistico (integrale, non frammentato) diventano sempre più impellenti. Oltre al corpo fisico, ognuno di noi ha delle manifestazioni non materiali: senza andare necessariamente a scomodare la fisica quantistica, il solo essere coscienti di provare dei sentimenti e di avere dei pensieri mette in luce come la maggior parte della nostra vita avvenga in dimensioni immateriali.

Volendo descrivere queste dimensioni non tangibili (ancora lontane dall'essere comprese in termini scientifici nella loro totalità), dobbiamo accettare che ogni spiegazione porti con sé un certo grado di soggettività. Nessuna prospettiva, per quanto antica o tradizionale, potrà mai essere considerata una verità incontrovertibile. Dovrà quindi essere vista come semplice modello di riferimento per comprendere un nuovo frammento di realtà ancora nascosto alla nostra coscienza.

Nel descrivere le strutture nascoste su cui è imperniata la creazione, si parla sempre più spesso di elementi quali i chakra e i corpi sottili. Questi concetti dovrebbero essere accolti come uno *strumento* volto all'evoluzione, da esplorare attraverso l'esperienza e l'intuizione piuttosto che con il desiderio di capire integralmente l'argomento.

La maggior parte delle conoscenze contenute in questo libricino affondano le loro radici nelle tradizioni esoterico-iniziatiche della tradizione yogico-tantrica (risalenti in forma orale a tremila anni fa e riportate per iscritto nei Tantra dopo l'800 d.C.). Per evidenti ragioni, quindi, queste poche pagine non possono che trasmettere una semplice infarinatura dell'argomento, che dovrà essere coltivato attraverso un'opera di ricerca e sperimentazione attraverso percorsi esperienziali e, come vuole la tradizione, attraverso un confronto fra maestro e allievo.

La parola "chakra" (adattamento occidentale del termine sanscrito traslitterato come CAKRA, utilizzato in questo libricino per una migliore leggibilità) significa *ruota*. I chakra sono vortici situati nel campo energetico degli esseri viventi, aventi lo scopo di mettere in comunicazione i corpi sottili adiacenti.

Al concetto di chakra è strettamente legato quello della nostra personalità e del nostro modo di essere: possiamo considerare queste ruote energetiche come dei "portali" attraverso i quali filtriamo e portiamo alla nostra consapevolezza informazioni da livelli dell'essere meno tangibili.

Ogni chakra codifica i dati sotto una propria luce specifica, permettendo di osservare le situazioni in una maniera ogni volta differente, come luce scomposta da un prisma che mostra i sette colori dell'iride. Per quanto strettamente connessi al nostro corpo fisico, i chakra non sono immediatamente percepibili attraverso i cinque sensi, poiché sono posizionati in quelli che vengono definiti "corpi sottili".

I Corpi Sottili

Possiamo immaginare un vaso entro cui sono posizionati sabbia, acqua ed olio. Ognuno di questi elementi si stratificherà in maniera netta rispetto agli altri, permettendo di osservare una fascia più pesante sul fondo, sormontata da un livello trasparente di acqua e, sopra a tutto, galleggerà l'olio.

Ogni trasformazione che dovesse avvenire in uno di questi livelli, avrebbe ripercussioni sull'intero sistema. Allo stesso modo sono strutturati i nostri corpi sottili: livelli definiti e con caratteristiche specifiche, ma allo stesso tempo indivisibili e reciprocamente connessi. Il vaso è la rappresentazione del nostro essere nella sua totalità.

I corpi sottili sono tanto emanazioni energetiche che circondano la persona, quanto veri e propri *veicoli* attraverso cui l'essere vivente può manifestare precise funzioni.

Ad esempio, è possibile provare emozioni poiché siamo dotati del "corpo emotivo" (detto anche "astrale"); si riesce a formulare un pensiero logico e razionale grazie alla struttura del "corpo mentale". Senza questi veicoli, le percezioni sarebbero indifferenziate: una specie di brodo primordiale in cui è contenuto potenzialmente tutto, ma nulla riesce veramente a manifestarsi nella sua individualità.

Il corpo fisico è la risultante di tutte le caratteristiche possedute dai corpi energetici sottili: ciò che pensiamo e sentiamo emotivamente si ripercuote e manifesta a livello tangibile.

Tradizionalmente vengono indicati sette corpi sottili, anche se, a seconda del metodo e della filosofia presa in considerazione, alcuni di questi potrebbero essere classificati in maniera leggermente differente. Le apparenti incongruenze sono in realtà un utile mezzo per poter capire meglio la materia con la quale ci stiamo relazionando. Per questo motivo, è quasi impossibile dare una rappresentazione oggettiva e fenomenica di una realtà che trascende le tre dimensioni e si sviluppa verso sentieri via via meno differenziati e più analogici.

Il suggerimento non è tanto di trovare ad ogni costo un punto di contatto tra le diverse tradizioni, quanto di operare coerentemente al modello di base che viene descritto.

Ritornando quindi alle sette stratificazioni, queste sono (nell'ordine dalla più densa e materiale alla più sottile e spirituale):

CORPO FISICO: è il corpo propriamente detto, costituito da sistema scheletrico, muscolare, nervoso, dai vari organi e apparati. È il risultato delle caratteristiche contenute nei corpi più sottili, a cui è intimamente collegato.

DOPPIO ETERICO: è lo stampo che dà forma al corpo fisico. Come l'acqua necessita di un recipiente che la contenga, così il doppio eterico funge da "recipiente energetico" per il corpo fisico stesso, essendone la fedele impronta. Ad ogni modifica del doppio eterico corrisponde una trasformazione nel corpo fisico. In questa dimensione si manifestano anticipatamente le carenze energetiche che si trasformeranno nel tempo in problemi fisici conclamati. La densità del doppio eterico, quasi simile al corpo fisico, ci permette di estendere la sensibilità tattile per alcuni centimetri oltre la pelle.

CORPO ASTRALE: è legato alle emozioni. È grazie a tale veicolo che possiamo sperimentare l'empatia e i sentimenti. È profondamente legato alla dimensione del sonno e del sogno, essendo il corpo che andiamo ad animare e che funge da sostegno durante la fase onirica. Anche durante meditazioni molto profonde la nostra consapevolezza risiede maggiormente in questo strato energetico. Il corpo astrale ospita l'impronta delle emozioni che viviamo più frequentemente e più intensamente nella vita.

Corpo Mentale: è la prima dimensione nella quale si manifesta la mente e, in particolar modo, la facoltà del pensiero razionale. Qui prendono forma le nostre idee, qui persistono convinzioni e credenze che costituiscono la nostra realtà percettiva e danno forma al mondo attorno a noi.

Corpo Causale (o Corpo Mentale superiore): è maggiormente connesso al pensiero astratto e creativo. Il corpo causale è la sede delle memorie delle differenti incarnazioni che l'essere è chiamato a sperimentare nell'arco della sua evoluzione.

Corpo Buddhico: deriva il suo nome da *buddhi*, cioè l'intelletto e la comprensione intesi nel senso più elevato. È l'intelligenza astratta, la coscienza cosmica, sede della memoria universale (ossia la registrazione di tutto quanto è avvenuto e avverrà a livello dell'intero universo).

Corpo Atmico: veicolo proprio della scintilla spirituale, è la fiamma vitale, da concepire come antecedente i concetti comuni di spazio e tempo. È caratterizzato da perfetta consapevolezza di sé e del suo rapporto con il tutto.

Questi corpi sono intimamente connessi tra loro e non è possibile lavorare su uno senza che vi siano modifiche e ripercussioni su tutti gli altri. L'equilibrio e l'armonia dei corpi sottili influenzano il funzionamento del corpo fisico, mentre l'energia emanata dal corpo fisico si espande come un'onda attraverso i corpi sottili (dove può addensarsi e permanere sotto forma di impronte emotive o forme-pensiero).

È utile ribadire che lo schema proposto è solo una delle possibili classificazioni ed interpretazioni. La mente razionale ha bisogno di modelli di riferimento per avere concetti tangibili su cui operare. Questo è uno di quei modelli, ma non dev'essere considerato una realtà incontrovertibile.

I chakra, che vedremo dettagliatamente fra poco, sono strutture appartenenti a questi veicoli energetici e ogni corpo sottile, tecnicamente, è dotato di una specifica serie di chakra.

Proprio grazie a questi vortici, le informazioni passano da un corpo all'altro: la funzione dei chakra è quindi quella di collegare strati energetici e dimensioni differenti, trasferendo energia dall'interno verso l'esterno e dall'esterno verso l'interno.

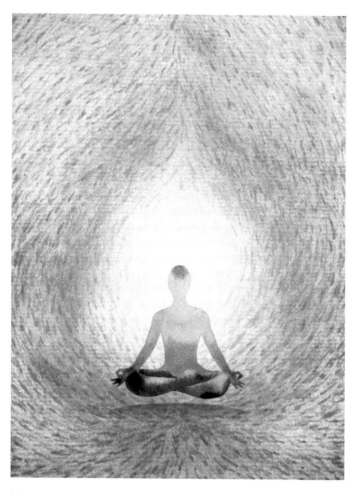

Una rappresentazione pittorica dei corpi sottili, molto più realistica di quelle frequentemente diffuse in cui i corpi appaiono nettamente separati fra loro.

Le Nadi: Canali Energetici

I corpi sottili sono attraversati da molteplici canali energetici, che rappresentano la controparte eterica di vene, arterie, nervi e vasi linfatici. Ad ogni incrocio di almeno due di questi vasi sottili si genera un vortice (quindi, un chakra). Maggiore è il numero di linee di forza che si intersecano, maggiore sarà l'ampiezza e la funzione del chakra stesso. Abbiamo svariate migliaia di chakra all'interno del corpo.

La tradizione afferma che nel punto di contatto di ventun nadi si trovino i sette chakra principali, quelli secondari si trovano all'intersezione di quattordici canali energetici.

Il termine nadi significa *flusso*, un richiamo allo scorrere continuo della coscienza che avviene attraverso di esse.

Alla base della spina dorsale è situato il punto iniziale di tre canali energetici molto importanti nella tradizione tantrica: Ida, Pingala e Sushumna.

IDA NADI: fuoriesce in direzione sinistra ed è connessa alla narice sinistra. Attraverso di essa scorre l'aspetto femminile dell'energia vitale individuale e si manifestano le caratteristiche proprie di questa dimensione (come la creatività, l'accoglienza, il lasciar fluire la vita).

PINGALA NADI: fuoriesce in direzione destra ed è connessa alla narice destra. Attraverso di essa scorre l'aspetto maschile dell'energia vitale individuale e si manifestano le caratteristiche proprie di questa dimensione (come la forza, l'azione e il controllo).

Ida e Pingala funzionano alternativamente, si sviluppano dal basso verso l'alto, intrecciandosi e cambiando direzione in vari punti del corpo, sino a ricongiungersi all'altezza delle sopracciglia. In situazioni di disequilibrio energetico, una delle due potrebbe funzionare significativamente più dell'altra.

Per capire quale tra le due nadi stia funzionando maggiormente in un dato momento della giornata, bisogna prestare attenzione alla respirazione: se questa avviene prevalentemente attraverso la narice destra, significa che Pingala è in attività; se avviene soprattutto attraverso la narice sinistra, è Ida a lavorare maggiormente.

Com'è evidente dalla loro stessa esistenza, le polarità energetiche maschile e femminile sono presenti allo stesso modo in tutti gli esseri umani, siano essi donne o uomini.

Anche Sushumna nadi ha andamento verticale e passa nel centro del midollo spinale. Funge da colonna portante attorno a cui si dispiegano, con andamento serpentiforme, Ida e Pingala.

All'interno di Sushumna scorre l'energia vitale, che nel suo stato primordiale e quiescente è conosciuta come Kundalini-Shakti. Tale energia è risvegliata (metaforicamente e fisicamente) dall'opera di consapevolezza e dalla pratica della meditazione.

Puoi osservare una rappresentazione tradizionale di Ida, Pingala e Sushumna all'interno del moderno simbolo della medicina (e in Italia dell'ordine dei medici) conosciuto come "Caduceo di Ermes".

Nel punto di contatto delle tre nadi sono posizionati i sette chakra principali.

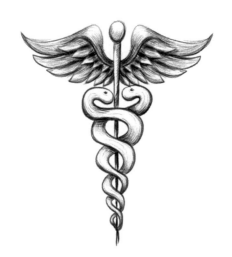

I Sette Chakra Principali

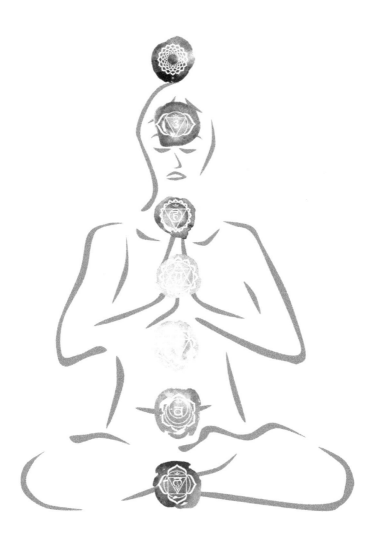

Questi sette centri di forza sono collocati, nell'ordine dal primo al settimo:

Primo Chakra (Muladhara): area perianale, apparato escretore;

Secondo Chakra (Svadhisthana): organi sessuali, apparato riproduttore;

Terzo Chakra (Manipura): plesso solare, sistema digerente;

Quarto Chakra (Anahata): centro dello sterno, apparato cardiocircolatorio;

Quinto Chakra (Vishuddi): base del collo, apparato respiratorio;

Sesto Chakra (Ajna): fra le sopracciglia, sistema nervoso centrale;

Settimo Chakra (Sahasrara): sommità del capo, sistema nervoso periferico.

La Struttura dei Chakra

I chakra vengono tradizionalmente rappresentati come fiori di loto, per simboleggiare la capacità dell'essere umano di affondare le radici nella terra (e anche nel fango) ed innalzarsi verso il cielo.

Nell'esperienza individuale, alcuni di essi sono già sbocciati – cioè giunti a manifestarsi nel pieno della propria essenza – altri sono ancora in attesa di aprire i loro petali completamente e richiedono quindi un ulteriore lavoro personale.

Ogni chakra presenta uno specifico numero di petali, che rappresenta la quantità di flussi energetici che partono diramandosi dal chakra per diffondersi nel corpo: l'energia entra perpendicolarmente al centro del chakra, per poi espandersi a raggiera verso l'esterno.

Il chakra possiede delle strutture di protezione che si formano col passare del tempo. Nei bambini fino a circa sette anni questo strato protettivo (che permette di filtrare alcuni degli influssi esterni più grossolani) è ancora in fase di formazione, per questo i bambini risultano essere molto più influenzabili di un adulto.

Generalmente si tende a dividere i chakra in due gruppi. Dal primo al terzo costituiscono i cosiddetti "chakra bassi" o "chakra di terra", più legati ad aspetti materiali dell'esistenza, alla personalità e all'interazione con il mondo fisico. Sono connessi alle sensazioni corporee, al benessere, al piacere e alla sopravvivenza in senso generale.

I "chakra alti" – dal quinto al settimo – sono connessi agli aspetti più sottili e valoriali dell'esistenza, al rapporto con l'altro e con il sistema-universo nel quale viviamo.

Il quarto chakra – quello cosiddetto del Cuore – è il punto di demarcazione e allo stesso tempo di unione tra i due gruppi. Permette la trasformazione delle energie terrene in spirituali e viceversa.

Comprendere e usare le schede descrittive

Viene di seguito proposta una descrizione delle caratteristiche dei sette chakra fondamentali. Per ognuno di essi si darà una spiegazione del simbolismo specifico, oltre ad un elenco di correlazioni ed analogie.

Vedremo come i chakra siano associati ad un colore e ad una nota musicale, ma è necessario fare una precisazione in merito. Ogni essere vivente ha delle caratteristiche peculiari ed uniche. Ad esempio, tutti hanno gli occhi, ma per alcuni sono verdi, per altri marroni, c'è chi li ha grandi e chi piccoli. Similmente, ogni essere vivente avrà dei colori specifici legati ai propri chakra e queste differenze saranno le caratteristiche connesse alla personalità, al modo di comportarsi e all'individuo in genere.

Affermare che al primo chakra corrisponda il colore rosso e la nota DO significa che queste frequenze entrano direttamente in vibrazione con il plesso energetico, riarmonizzandolo come se si trattasse di un diapason utilizzato per accordare uno strumento musicale. Diverso, però, è parlare del vero colore del chakra di uno specifico essere vivente (che, tra l'altro, non può essere percepito individualmente, perché parte del campo aurico sfaccettato e dinamico).

Nelle schede viene anche citato il mantra tradizionale di ogni chakra: si tratta di una sillaba la cui vibrazione aiuta a nutrire e stabilizzare il centro energetico in questione. Un valido utilizzo è quello di focalizzare l'attenzione sul chakra e ripetere più volte il suono, ricordando che la "m" (o "ng") finale dovrebbe essere leggermente nasale e pronunciata a bocca chiusa.

Ogni chakra è associato ad organi, ghiandole e sistemi del corpo fisico, che ne manifesteranno le disarmonie nella realtà materiale sotto forma di disagi e patologie.

L'evoluzione dei chakra

I chakra sono presenti dalla nascita e ognuno di essi ha una particolare maturazione in alcune fasi specifiche della vita. Il primo chakra si sviluppa nei primi sette anni, quelli in cui il bambino è in crescita esponenziale, sia fisica che intellettuale. È il momento in cui si impara a stare al mondo, a vivere nella dimensione materiale. La fase successiva è la pubertà, la maturazione sessuale che concerne il secondo chakra.

Dai quattordici ai ventuno anni incontriamo la formazione della personalità, collegata al terzo chakra.
Successivamente è il turno del quarto chakra, con cui arriva l'esperienza dell'amore inteso come crescita condivisa.

Dai ventinove ai trentacinque anni è la fase del quinto chakra, ossia il voler incarnare nel mondo i valori fondamentali in cui crediamo, raggiungere la massima espressione di noi stessi.

La fase del sesto chakra apre le porte ad una visione ampliata del mondo, in cui si tiene conto di più fattori grazie all'esperienza maturata. Si impara a vedere al di là dell'apparenza e, teoricamente, della superficiale dimensione materiale.

La fase finale, la maturazione del settimo chakra, corrisponde alla stabilizzazione e massima apertura a livello spirituale, nel senso di stabilire un proprio ruolo nel mondo e nel sistema di riferimento.

Il movimento dei chakra

In linea di massima, un chakra in equilibrio presenta un movimento rotatorio costante ed ordinato in senso orario. Mentre primo e settimo chakra sono rappresentati come coni che connettono l'essere umano alla terra e al cielo (rivolti quindi il primo verso il basso e l'ultimo verso l'alto), i centri dal secondo al sesto presentano due coni che condividono il loro vertice e che si sviluppano frontalmente e posteriormente.

Esistono vari metodi per determinare il moto di un centro energetico, i più semplici sono il test kinesiologico e l'uso di un pendolo. Il più potente, però, è la percezione intuitiva e l'ascolto meditativo.

Ad ogni modo, osservando i tratti caratteriali di una persona ed eventuali problematiche psicofisiche si può avere un'idea abbastanza precisa della condizione dei suoi chakra.

Nelle schede seguenti verranno indicate tre voci distinte:

Chakra armonico: si riferisce allo stato di equilibrio e di benessere del chakra;

Chakra carente: il movimento rotatorio è rallentato, il naturale flusso energetico è parzialmente limitato. Maggiore è la disarmonia, più alcune condizioni descritte risulteranno radicate e severe;

Chakra in eccesso: rappresenta l'iperattività del plesso, un'eccesiva "attivazione" che fa passare un flusso energetico sovrabbondante e quindi difficile da metabolizzare adeguatamente.

Le caratteristiche descritte per ogni condizione energetica possono presentarsi parzialmente o momentaneamente.

A conclusione di ogni scheda, si suggeriscono rimedi e strategie per poter lavorare direttamente sul chakra al fine di ripristinarne le naturali funzioni.

Per comprendere appieno i concetti-cardine della realtà invisibile agli occhi risulterà molto utile rileggere per intero questo volume una seconda volta. Infatti, giunti al termine di una prima lettura, saranno stati gettati i semi per una comprensione più profonda di questi capitoli introduttivi.

Chakra Muladhara

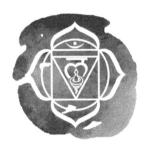

Il primo chakra, il cui nome sanscrito è "Muladhara", rappresenta la necessità di stabilità e concretezza a livello materiale. È il plesso energetico legato all'istinto di sopravvivenza e alla continuazione della specie ed è localizzato nell'area perianale, fra l'ano e i genitali.

Questo vortice è rivolto verso terra e ci connette energeticamente all'elemento naturale sotto di noi, che ci sostiene ad ogni passo. Rappresenta la necessità di avere un rifugio e del cibo come nutrimento. È legato alle funzioni escretorie, quindi alla capacità di lasciare andare ciò che non è più utile, di eliminare le scorie.

Il chakra in equilibrio conferisce un senso di sicurezza, di benessere materiale, di accettazione della controparte fisica della realtà. Le sue caratteristiche positive sono la stabilità, la capacità di affermarsi sul piano lavorativo ed economico. Una disfunzione di Muladhara provocherà problemi come, ad esempio, l'incapacità di concentrarsi su un argomento o un progetto.

Questo chakra gestisce anche il nostro rapporto con i soldi, che sono intesi come forma energetica condensata da poter utilizzare per scopi materiali. Muladhara è connesso anche al concetto dell'avarizia, non solo a livello materiale ma anche di sentimenti e rapporti con gli altri.

Costituisce una rappresentazione del caos primordiale, condizione di infinito potenziale e possibilità di manifestazione.

Sostiene la nostra volontà di vivere ed assicura la vitalità del corpo.

Questo centro energetico governa la fiducia in noi stessi e nella vita, l'auto-affermazione e anche la capacità di lasciarsi andare, di cambiare modalità d'essere e di visione. È un chakra dall'energia tipicamente maschile.

Collocazione fisica	Area perianale, fra ano e genitali. Si può raggiungere il chakra anche dalla zona inguinale
Organo fisico associato	Apparato escretore, gambe, genitali (principalmente nel loro aspetto di riproduzione per la conservazione della specie), intestino crasso, sangue, denti e ossa
Età evolutiva di riferimento	0-7 anni (periodo in cui si forma il corpo fisico)
Colore	Rosso
Nota musicale	DO
Mantra tradizionale	Lam / Lang
Elemento naturale	Terra
Chakra armonico	Sensazione di vitalità e di forza fisica, armonia con la natura, soddisfazione personale, stabilità, fiducia nella vita, apertura verso gli altri, senso di appartenenza a un gruppo, buon rapporto con il denaro, soddisfazione per ciò che si possiede e per i luoghi fisici in cui si vive, buona propensione al lavoro e alla produttività
Chakra carente	Difficoltà nel dare e/o nel ricevere, svalutazione della dimensione materiale e del

	denaro, stitichezza e sovrappeso, tendenza a soddisfare le necessità personali trascurando quelle altrui, incapacità di nutrire adeguatamente il corpo e di procurarsi un riposo appagante, stile di vita poco armonico, irritazione e malumore che possono sfociare in aggressività e collera come difesa per la mancanza di fiducia in sé stessi, paura di perdere ciò che dà sicurezza, pensieri ed azioni ossessivamente concentrati su temi materiali, ricerca di sicurezza attraverso cibo, alcool, sesso e acquisti compulsivi
Chakra in eccesso	Appetito eccessivo, obesità, avidità, forti desideri di attaccamento, trascuratezza e pigrizia, eccessiva ricerca di stabilità materiale, incoscienza ed esagerata ricerca della gratificazione a breve termine
Come riequilibrarlo	Immersione nella contemplazione del cielo rosso all'alba e al tramonto, attività fisica all'aperto, contatto fisico con gli animali, le piante e la terra, camminata a piedi nudi, lavoro manuale, massaggi, Hatha

	Yoga, ascolto dei suoni della natura o di musica tribale. Meditazione sul centro energetico e meditazione attraverso l'impiego del relativo mantra

Chakra Svadhisthana

Il secondo chakra, tradizionalmente conosciuto come "Svadhisthana", è legato alla creatività, da intendersi nell'accezione più ampia del termine. Si riferisce tanto alla nascita di nuove forme di vita quanto alla creatività artistica e all'ascolto delle proprie emozioni.

Svadhisthana è legato al senso del piacere e alla bellezza per la vita, alla sperimentazione del mondo attorno a noi attraverso la sensorialità, alla capacità di vivere ed integrare le nostre emozioni in maniera equilibrata (sentendole appieno e lasciandole andare).

Profondamente legato all'aspetto della gioia di vivere e del desiderio sensuale, Svadhisthana ci permette infatti di provare piacere attraverso il nostro corpo.

Il principio della soddisfazione sensoriale che si manifesta in questo plesso è slegato dalle convinzioni morali e culturali: il secondo chakra ci avvisa di quello che per noi è fonte di benessere e di appagamento. Ascoltare questi messaggi potrebbe essere un'utile modalità per conoscere più profondamente noi stessi al di là di schemi e preconcetti.

Allo stesso tempo, il secondo chakra è il punto di formazione di aspetti inerenti al senso di colpa e l'umiliazione, sede del sé ombra e di quelle parti che in qualche misura rifiutiamo e alle quali neghiamo di manifestarsi. È un chakra dall'energia tipicamente femminile.

Collocazione fisica	Sistema riproduttivo e genitali. Posizione anteriore: quattro dita sotto all'ombelico; posizione posteriore: zona lombare, sopra l'osso sacro
Organo fisico associato	Apparato genitale, ovaie, utero, testicoli, prostata, intestino, mucose intestinali, reni, ghiandole surrenali, vescica, colonna vertebrale nella specifica zona lombare, linfa, succhi gastrici, sperma
Età evolutiva di riferimento	8-14 anni
Colore	Arancione

Nota musicale	RE
Mantra tradizionale	Vam / Vang
Elemento naturale	Acqua
Chakra armonico	Piacere, energia vitale che pervade ogni livello dell'essere, libertà di vivere le proprie emozioni, spontaneità e naturalezza nel confronto con gli altri, cortesia, fiducia, tolleranza, espressività, creatività libera, desiderio di allargare i confini del mondo, di nuovi incontri e viaggi
Chakra carente	Mancanza di certezze e insicurezze nel rapporto intimo ed interpersonale, sessualità vissuta con forti sensi di colpa, fantasie sessuali eccessive seguite dall'auto-repressione, dipendenza dal sesso come unica fonte di espressione, costante ricerca di una relazione sessuale per riempire il senso di vuoto interiore, rigidità nel corpo e nei comportamenti, paura del cambiamento

Chakra in eccesso	Tendenza alla manipolazione, iperattività sessuale inappagante e continua ricerca di nuovi partner, esagerata instabilità emotiva, perdita di energia per gli eccessi sessuali
Come riequilibrarlo	Doccia, bagno, permanenza prolungata in piscine termali o nel mare, luce lunare, brani musicali con suoni naturali. Questo chakra è sensibile alle melodie sensuali come la tradizionale danza del ventre. Meditazione sul centro energetico e meditazione attraverso l'impiego del relativo mantra

Chakra Manipura

Il terzo chakra, Manipura, è il chakra della personalità, sede delle maschere e dei ruoli che quotidianamente siamo chiamati ad interpretare. La personalità infatti è quella maschera che indossiamo per poterci esprimere nella relazione con gli altri. Un terzo chakra equilibrato permette di riconoscere i nostri ruoli sociali, senza identificarci forzatamente con essi.

Manipura è l'espressione dell'ego ed è la sede della volontà individuale, del bisogno di manifestare i propri desideri e della necessità di auto-affermazione, della costanza e della determinazione.

Un suo funzionamento eccessivo provoca incapacità di rimanere calmi, scoppi d'ira, iperattività, disturbi allo stomaco di origine nervosa. Il funzionamento carente, invece, causa scarsa energia, timidezza, continuo bisogno di ricorrere a sostanze eccitanti, dipendenza dal giudizio altrui.

Sede fisiologica di questo chakra è il plesso solare: centrato sull'ombelico, questa parte del sistema nervoso si irradia nell'addome come una serie di raggi solari che vanno a nutrire l'intero sistema. Così come il sole è al centro del sistema solare, così Manipura diventa centro della nostra personalità e dei ruoli sociali.

È il chakra del pensiero logico e razionale, del valutare piuttosto che dell'agire di impulso o per trasporto emotivo. È un chakra dall'energia tipicamente maschile.

Collocazione fisica	Area dell'ombelico, sotto lo sterno, nella zona della bocca dello stomaco
Organo fisico associato	Pancreas, sistema digestivo, stomaco, fegato, milza, cistifellea, intestino tenue, apparato muscolare, schiena, sistema immunitario, termoregolazione dell'organismo
Età evolutiva di riferimento	15-21 anni
Colore	Giallo
Nota musicale	MI
Mantra tradizionale	Ram / Rang
Elemento naturale	Fuoco
Chakra armonico	Capacità di affermare noi stessi senza prevaricare sugli altri, espressione della nostra forza interiore, determinazione, costanza, accettazione dei ruoli in armonia con la propria essenza profonda, autostima equilibrata, capacità di trasformare e "bruciare" la rabbia
Chakra carente	Poca energia, passività nel vivere, tendenza a manipolare gli altri, scontentezza, inquietudine, tendenza a dare la colpa agli altri o al destino se non si verificano le

	aspettative, inaffidabilità, ricerca spasmodica del successo
Chakra in eccesso	Facilità ad arrabbiarsi, intolleranza, personalità eccessivamente giudicante ed esigente, arroganza, senso di onnipotenza e superiorità, esplosioni emotive intense, impegno maniacale nel lavoro, perfezionismo, ostinazione, ambizione sfrenata
Come riequilibrarlo	Esposizione al sole e a tutte quelle forme naturali che lo possono rappresentare (come i campi di girasoli o grano maturo), meditazione sull'elemento fuoco, esercizi di respiro controllato, musica catartica per liberare le proprie emozioni congestionate. Meditazione sul centro energetico e meditazione attraverso l'impiego del relativo mantra

Chakra Anahata

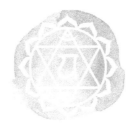

Anahata è il grande trasformatore, il punto di equilibrio fra i chakra di terra e quelli spirituali. È situato al centro del torace, all'altezza dell'organo cardiaco.

A questo plesso è legato il concetto di amore superiore, da intendersi non in maniera egoistica o sensuale, ma nella sua forma incondizionata e compassionevole. Ciò implica compiere azioni volte alla crescita e al benessere dell'altra persona, di noi stessi o dell'intero *sistema* – senza aspettarsi nulla in cambio né pretendere di decidere come il dono debba essere utilizzato dal ricevente.

È conosciuto anche come centro energetico del cuore ed è connesso al respiro e alla nostra apertura alla vita. Anahata integra ed equilibra il corpo e la mente, il sé individuale nella collettività.

Anahata ci permette di raggiungere una connessione profonda con l'altro, al di sopra degli aspetti inerenti alla personalità e al carattere.

È un chakra dall'energia tipicamente femminile.

Collocazione fisica	Regione cardiaca, fra la 4° e la 5° vertebra toracica. Posizione anteriore: zona del cuore; posizione posteriore: tra le scapole
Organo fisico associato	Cuore, polmoni, bronchi, la parte più profonda della trachea, braccia, mani, parte superiore del torso, ghiandola timo. Il chakra controlla la pressione sanguigna
Età evolutiva di riferimento	22-28 anni
Colore	Verde / Rosa
Nota musicale	FA
Mantra tradizionale	Iam / Iang
Elemento naturale	Aria
Chakra armonico	Gioia nel dare senza aspettarsi nulla in cambio, saggezza e forza interiore, padronanza di sé, desiderio di pace e armonia, capacità di empatia e compassione
Chakra carente	Paura dell'intimità e delle relazioni profonde, vulnerabilità

	alle offese, dipendenza dall'amore e dall'affetto degli altri, tristezza, depressione, isolamento, desiderio di dare tutto ma timore della perdita, timore di essere respinti, comportamenti eccessivamente servizievoli per sentirsi accettati
Chakra in eccesso	Tendenza a forti attaccamenti, ossessività, teatralità, confini deboli dell'Io
Come riequilibrarlo	Contatto con la natura, passeggiate in prati e giardini, osservazione di fiori che sbocciano, ascolto di suoni soavi e armoniosi, musica classica, sacra e New Age, apertura del torace e respiro espanso, silenziosi atti compassionevoli e disinteressati. Meditazione sul centro energetico e meditazione attraverso l'impiego del relativo mantra

Chakra Vishuddi

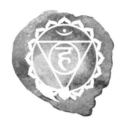

Vishuddi è il chakra della manifestazione di sé stessi e della comunicazione. I pensieri sono come nuvole nel cielo che si modificano continuamente. Tuttavia, nel momento in cui le parole vengono pronunciate, i pensieri prendono forma e concretezza, cambiando piano dimensionale ed iniziando ad interagire con il mondo esterno.

Il quinto chakra è il punto di connessione tra l'universo interiore e quello esteriore, il centro energetico che permette alla forza creativa di manifestarsi nella materia. Per estensione, è la capacità di esprimere sé stessi, di comunicare chi siamo liberamente e senza paure, trasmettere le nostre idee, condividerle alla pari con chi ci sta attorno, eventualmente anche dichiarando i nostri disagi o tensioni psicologiche.

È il chakra connesso con il sé superiore, la scintilla divina e la Verità spirituale. È un chakra dall'energia tipicamente maschile.

Collocazione fisica	Plesso laringeo. Posizione anteriore: sul pomo d'Adamo negli uomini, sulla corrispondente piega del collo nelle donne; posizione posteriore: parte bassa nella nuca
Organo fisico associato	Gola, faringe, laringe, parte alta della trachea, orecchie, bronchi, polmoni, apparato respiratorio, nuca, bocca, denti, ghiandole linfatiche, tiroide e paratiroide
Età evolutiva di riferimento	29-35 anni
Colore	Blu / Indaco
Nota	SOL
Mantra tradizionale	Ham / Hang
Elemento naturale	Suono
Chakra armonico	Facilità nel comunicare liberamente sentimenti e pensieri, onestà interiore verso sé stessi e gli altri, attitudine all'ascolto, scarsa influenzabilità, capacità di conservare la propria indipendenza e autodeterminazione, voce piena, melodiosa e suadente

Chakra carente	Modo di parlare rozzo e chiassoso oppure freddo e formale, fiume ininterrotto di parole per confondere gli altri mascherando le proprie debolezze, scarsa flessibilità e apertura al dialogo, difficoltà nel farsi ascoltare
Chakra in eccesso	Arroganza, ipocrisia, falsità, dogmatismo, logorrea, tendenza al pettegolezzo
Come riequilibrarlo	Osservazione prolungata del cielo terso stendendosi al suolo e rilassandosi, immersione nel blu del mare o contemplazione dell'acqua all'orizzonte, musica sacra con toni alti ed eco, attenzione rivolta ai suoni interiori tenendo gli occhi chiusi. Meditazione sul centro energetico e meditazione attraverso l'impiego del relativo mantra

Chakra Ajna

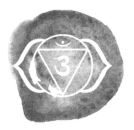

Ajna è comunemente conosciuto come "terzo occhio", sia per la sua posizione alla radice del naso, sia per la visione intuitiva ed extrasensoriale alla quale è legato. È il centro energetico della consapevolezza ed è connesso al pensiero. Il sesto chakra permette una visione più ampia della realtà, trascendendo i cinque sensi.

È lo schermo su cui vengono proiettati i pensieri, le immagini mentali e le visualizzazioni interiori. Grazie al chakra Ajna possiamo rendere coscienti e logiche le intuizioni ricevute dal campo energetico attorno a noi.

Lo sviluppo di questo centro permette un maggior controllo delle facoltà mentali superiori, come la concentrazione, la memoria, la forza di volontà, la creatività e l'inventiva.

Un funzionamento imperfetto di questo chakra può causare, oltre che disturbi mentali e alla testa, l'incapacità di essere aperti e sensibili nei confronti degli altri, nonché ottusità mentale e di opinione.

A questo centro giungono le nadi Ida e Pingala, veicoli di energia maschile e femminile, che qui si incontrano e fondono.

Collocazione fisica	Posizione anteriore: spazio tra le sopracciglia alla radice del setto nasale; posizione posteriore: retro della testa, sulla sutura tra osso occipitale e osso parietale
Organo fisico associato	Ghiandola pineale (epifisi), corteccia cerebrale, cervello, occhi, calotta cranica, sistema nervoso centrale
Età evolutiva di riferimento	36-42 anni
Colore	Indaco / Viola
Nota musicale	LA
Mantra tradizionale	Aum / Om
Elemento naturale	Luce
Chakra armonico	Grande capacità di visualizzazione e intuizione, mente aperta alle verità mistiche, idee e progetti chiari per la propria vita, veggenza

	del quotidiano nella meditazione o durante il sonno, accesso a tutti i piani sottili della realtà, coscienza espansa
Chakra carente	Razionalità ed intelletto prevalenti in ogni aspetto della vita, esasperata capacità di analisi, difficoltà di vedere in modo olistico la realtà, arroganza e dogmatismo, rifiuto delle intuizioni spirituali, radicale aderenza alle proprie opinioni
Chakra in eccesso	Tendenza a perdere la testa nelle situazioni più difficili, grave stato di confusione mentale
Come riequilibrarlo	Immersione nella contemplazione del cielo notturno affinché la mente si apra alla vastità e alla profondità della creazione, musica per meditazione o musica classica. Meditazione sul centro energetico e meditazione attraverso l'impiego del relativo mantra

Chakra Sahasrara

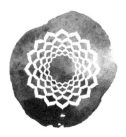

Sahasrara è il centro energetico connesso alla spiritualità e alla realizzazione personale. È situato sulla sommità del capo ed il vortice si dirige verso l'alto (per questo in alcune tradizioni è rappresentato completamente fuori dal corpo). Sahasrara è connesso ai corpi spirituali (Atmico e Buddhico).

Al di là dell'aderenza ad un culto o ad un credo religioso, questo chakra ci permette di vivere la spiritualità come un'esperienza interiore di fusione con l'universo intero. Ad esso è connesso il riconoscimento del nostro ruolo nell'universo e la sensazione della nostra missione terrena.

L'energia di questo centro energetico trascende la separazione maschile-femminile ed è simboleggiata dal fiore di loto dai mille petali.

La fioritura del chakra Sahasrara corrisponde al processo di piena realizzazione dell'uomo, la cosiddetta illuminazione: la fusione fra la coscienza individuale e quella universale. La manifestazione di questa dimensione trascendente dell'energia umana è stata rappresentata nei secoli con l'aureola, dipinta attorno al capo di santi e maestri, visibile intuitivamente dopo intense sessioni meditative.

Collocazione fisica	Corona della testa. Risulta pienamente illuminato nei momenti fondamentali di nascita e morte, in occasione di intense esperienze spirituali
Organo fisico associato	Ipofisi (o ghiandola pituitaria, che regola l'interagire armonico di tutte le altre ghiandole del sistema endocrino), occhi, naso, vie aeree superiori, fronte, sistema nervoso periferico
Età evolutiva di riferimento	43-49 anni
Colore	Bianco / Oro
Nota	SI
Mantra tradizionale	Ogum satyam om
Elemento naturale	Pensiero
Chakra armonico	Identificazione con ogni aspetto del creato, trascendenza di spazio e tempo, integrazione della

	saggezza divina, intuizioni delle origini divine del creato, senso di completezza, profonda pace interiore, unione con gli altri, apertura mentale, saggezza, riflessività, consapevolezza, buona capacità di recepire e assimilare informazioni, coscienza delle infinite possibilità attraverso cui realizzarsi, riconoscimento ed accettazione dei propri limiti umani
Chakra carente	Costante senso di spossatezza, incapacità di prendere decisioni, eccessiva ricerca del benessere materiale, incapacità di elaborare esperienze traumatiche, paura del futuro e dell'invecchiamento, pensiero ossessivo della morte e della malattia
Chakra in eccesso	Iper-razionalizzazione, ossessione religiosa, volontà di dominio sugli altri, confusione mentale, delirio
Come Riequilibrarlo	Osservazione della natura perdendosi nella vastità del creato. Meditazione sul centro energetico, meditazione attraverso l'impiego del relativo mantra, meditazione sul silenzio e meditazione in generale

Elementi di Sviluppo Energetico

Dopo aver considerato le caratteristiche di ogni chakra e la loro connessione con gli elementi naturali, i suoni, i colori e gli organi di riferimento, capiamo meglio in che modo la realtà attorno a noi possa reagire alla loro energia e, viceversa, come gli elementi possano aiutare i chakra a riarmonizzarsi quando necessario.

Il mantra può essere cantato mentalmente o ad alta voce per armonizzare il centro energetico. Similmente potranno essere impiegate campane tibetane o altri strumenti tradizionali intonati alla nota musicale scelta per vivere un vero e proprio massaggio sonoro.

Il colore di ogni chakra può essere indossato sotto forma di abito, assunto come cibo o impiegato come luce colorata rivolta verso il relativo centro energetico.

L'immersione nell'elemento naturale può diventare una pratica abituale e l'osservazione di come gli elementi naturali reagiscono a noi può risultare un segnale diagnostico sullo stato dei nostri centri.

In ogni caso, l'impiego di questi strumenti dev'essere associato ad un'intenzione precisa e alla consapevolezza di cosa desideriamo ottenere.

Oltre agli elementi presenti naturalmente nel nostro mondo, possiamo lavorare sull'armonia dei chakra attraverso numerose discipline differenti. Alcune sono più tradizionali – come la meditazione, l'Hatha Yoga, l'agopuntura o la cristalloterapia – altre più recenti – come il Reiki, l'aromaterapia o la floriterapia.

L'età evolutiva associata ad ogni chakra rappresenta il periodo della vita in cui l'energia di quel centro si sviluppa maggiormente. Tuttavia, è anche vero che ogni anno si manifesterà prevalentemente un determinato centro energetico, in un ciclo settennale (questo elemento, pertanto, ci aiuta a capire più a livello teorico che pratico quale fase dell'evoluzione stiamo vivendo).

L'energia dei chakra deve essere considerata come un flusso dinamico in continua trasformazione. I chakra non sono interruttori da accendere e spegnere oppure porte da aprire e chiudere. Essi emanano onde che reagiscono ad ogni pensiero, emozione, azione ed accadimento della vita.

L'equilibrio di ognuno cambia di giorno in giorno e persino da un momento all'altro. Allo stesso tempo, il loro *grado di evoluzione* è tendenzialmente stabile ed in crescita e, per questo, il lavoro di consapevolezza ripaga nel medio e lungo termine.

La Visione Olistica

Chakra e Corpi sottili ci aiutano a comprendere la profonda interconnessione fra le parti che costituiscono l'essere umano (corpo, mente, emozioni e spirito) così come fra la realtà interiore e quella attorno a noi. A sviluppare, cioè, una visione olistica e integrata.

Se da una parte la ricerca clinica parla – attraverso la Psiconeuroendocrinoimmunologia – dello stretto rapporto fra percezione del mondo, emozioni e salute del corpo, nessun'altra scienza è stata in grado di cogliere un rapporto sistemico così determinante fra l'uomo e l'universo nella sua interezza.

La comprensione della natura integrata della realtà è sempre stata appannaggio di una *visione intuitiva*, propria di filosofie e tradizioni religiose antiche. La ragione di questo è semplice: l'elemento che connette l'interno all'esterno è spesso invisibile agli occhi.

> *I cinesi parlavano di Chi già migliaia di anni fa, i giapponesi la chiamano Ki, gli indiani Prana, in Europa Hermes Trismegistus parlava di Telesmae e, quasi contemporaneamente, Ippocrate trattava della Vis Medicatrix Naturae, Paracelso la chiamava Munia,*

Keplero Facultas Furmatrix, Goethe Gestaltung, e Galvani semplicemente Energia Vitale, Mesmer Magnetismo Animale, von Reichenbach Odic Force e, via via che ci approssimiamo ai giorni nostri, anche Einstein, Freud, Jung, Steiner, Reich… hanno parlato di energia come sostanza che costituisce la vita.

Solo negli ultimi secoli la scienza si è occupata dell'infinitamente grande e dell'infinitamente piccolo, superando i confini di ciò che risultava visibile agli occhi.

Oggi sappiamo che tutto attorno a noi è energia, anche attraverso la fisica quantistica, ma inspiegabilmente questo elemento non è ancora entrato a far parte della nostra cultura popolare.

Per la maggior parte delle persone il termine energia, associato all'essere umano, rievoca la cultura hippie e appare quantomeno strano.

Le stesse persone che comunicano ogni giorno attraverso il loro cellulare e guardano film in televisione, per qualche strana ragione faticano ad accettare che anche attorno al corpo umano esista un campo magnetico. Questo è generato dagli impulsi elettrici che attraversano il sistema nervoso e dall'attività dell'organo cardiaco (è un fenomeno comunemente descritto in fisica dalle leggi di Faraday, Ampère e Maxwell).

[...]

Uno dei ricercatori più autorevoli che tratta l'argomento e lo correla a discipline come Meditazione, Reiki, Pranoterapia, Agopuntura, Rolfing, Cranio-sacrale, Riflessologia, Shiatsu, QiGong, Medicina Tradizionale Cinese è lo scienziato americano James L. Oschman PhD.

È proprio Oschman a spiegarci perché la medicina moderna ostracizzi la realtà elettromagnetica del corpo a favore dei composti chimici: il Pure Food and Drug Act americano del 1906 ha sostanzialmente reso illegali fino al 1980 tutte le terapie fondate su elettricità, magnetismo e luce (nonostante se ne conoscesse già ampiamente l'efficacia). Questo atto ha storicamente influenzato la ricerca medica e l'insegnamento della medicina nelle facoltà universitarie sino ad oggi.

Al di là della visione scientifica, che non è realmente oggetto di questo libro, la coscienza umana può riconoscere facilmente la connessione fra le parti attraverso una sensibilità innata che possiamo risvegliare in ognuno di noi.

Se sei giunto a questo libro, ti invito a non sottovalutare i segnali provenienti dalla tua bussola interiore e a ricordare che l'iper-razionalità è proprio un segnale di disequilibrio energetico!

Cogliere la realtà come unica e integrata significa riconoscere una correlazione fra ciò che accade nella nostra dimensione emotiva e l'equilibrio del corpo, ma anche fra le necessità profonde dell'anima e le conseguenze nella vita quotidiana.

Il modello dei chakra ci spiega come ogni componente dell'universo – dagli elementi naturali ai pianeti, dalle note musicali ai risultati che otteniamo in molti ambiti della vita – siano strettamente correlati con il nostro stato interiore.

I corpi sottili definiscono la relazione fra le componenti dell'uomo, ma anche il contatto trascendente fra i differenti individui: l'energia del corpo spirituale si estende indefinitamente, fino a perdere consistenza e relazione con spazio e tempo. Attraverso la dimensione spirituale siamo tutti interconnessi e possiamo comunicare, così come riconoscerci parte di un unico spirito.

Ogni cambiamento in uno degli elementi del sistema si riflette su tutti gli altri, seppur in modi e tempi differenti. Un'emozione persistente e reiterata può generare alterazioni biologiche nel corpo, un nostro comportamento può influenzare le persone presenti, un pensiero può stimolare persone distanti, un'emozione può farci prendere una decisione e cambiare il corso degli eventi. Migliaia di persone, concentrate su uno scopo e un cambiamento del mondo materiale, possono ottenerlo attraverso l'intensità della loro intenzione congiunta.

Non si tratta di credere incondizionatamente alle parole dei grandi maestri o di questo libricino, ma di espandere la propria coscienza e di restare in osservazione delle dinamiche che mettono in relazione ogni cosa.

In ultima istanza, lo sviluppo di una percezione olistica di sé e del mondo può avvenire solo se lavoriamo consapevolmente per espandere la nostra consapevolezza, se amplifichiamo la nostra personale energia.

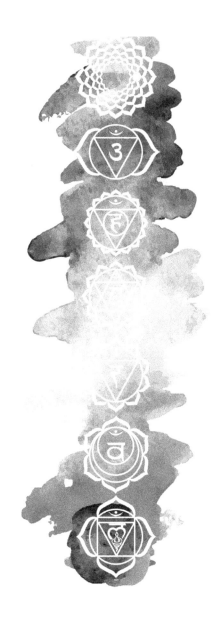

Domande Frequenti

Qual è la relazione tra chakra e plessi nervosi?

Ogni chakra è connesso ad uno dei principali plessi del sistema nervoso.

Un plesso nervoso è una rete di nervi raggruppati e intersecati, pronti a servire una zona specifica del corpo.

Come già detto, un chakra è una formazione a vortice che sorge in corrispondenza dell'intersezione dei canali energetici che attraversano il corpo. Il vertice di ogni chakra (dal primo al quinto) risiede all'interno della colonna vertebrale, lo stesso spazio nel quale è ospitato il midollo spinale, elemento primario del sistema nervoso; sesto e settimo chakra sono localizzati nella scatola cranica, quindi in corrispondenza dell'encefalo.

Sembra pertanto esserci un'affascinante correlazione fra la struttura del sistema nervoso e quello del sistema energetico dei chakra.

L'origine del primo chakra corrisponde al ganglio coccigeo, il secondo chakra al ganglio sacrale, il terzo chakra al plesso solare, il quarto chakra al plesso cardiaco e polmonare, il quinto chakra al plesso faringeo, il sesto chakra al plesso carotideo e il chiasma ottico, il settimo chakra alla corteccia cerebrale.

Questa corrispondenza non deve stupire: i corpi sottili sono emanazioni del corpo fisico, così come il corpo fisico è correlato ai corpi sottili.

Qual è la relazione tra chakra e ghiandole endocrine?

Ogni chakra corrisponde ad una ghiandola del sistema endocrino, con cui di solito condivide il buon funzionamento, il disequilibrio o l'iperattività.

Tali ghiandole secernono ormoni, i quali vengono immessi direttamente nel flusso sanguigno in modo da raggiungere ogni area del corpo ed innescare specifiche reazioni fisiologiche. Gli ormoni permettono in effetti la trasmissione di informazioni e regolano il funzionamento dell'intero organismo. Allo stesso modo, i chakra agiscono da canale di comunicazione fra i corpi sottili e le differenti dimensioni dell'essere umano.

Il primo chakra è in relazione alle ghiandole surrenali. La loro collocazione, come anticipa il nome stesso, è sopra i reni. Tra gli altri, secernono ormoni steroidei che hanno lo scopo di influenzare il metabolismo per la costruzione di massa muscolare e per le caratteristiche maschili. Uno di questi, il cortisolo, ha lo scopo di regolare lo stress e quindi di permettere al sistema psicofisico di adattarsi alle influenze esterne in modo da poterle gestire senza venirne sopraffatto. L'adrenalina, invece, prepara il corpo per le reazioni immediate, legate principalmente alla sopravvivenza.

Il secondo chakra è legato alle gonadi. Ovaie e testicoli secernono ormoni legati al desiderio e alla sessualità. Gli estrogeni sono responsabili dei caratteri sessuali secondari nella donna e preparano l'utero a ricevere la futura vita; il testosterone mantiene le caratteristiche sessuali secondarie maschili ed è un grande stimolatore di rabbia ed aggressività.

Il terzo chakra è correlato al pancreas. Glucagone ed insulina sono gli ormoni prodotti da questo organo e gestiscono gli zuccheri nel sangue.

Il quarto chakra si relaziona al timo. Questa ghiandola, situata dietro lo sterno, è destinata ad atrofizzarsi durante la pubertà. È legata allo sviluppo dei linfociti T, ha lo scopo di contenere le infezioni gestendo la risposta immunitaria dell'organismo. Il legame con il cuore – e quindi con l'amor proprio – mette bene in evidenza l'aspetto di autoconservazione e quindi spiega esaurientemente come le malattie autoimmuni (comprese le allergie) siano strettamente connesse a problemi di accettazione di sé.

Il quinto chakra è connesso alla tiroide. Gli ormoni di questa ghiandola regolano il metabolismo di tutte le cellule del corpo, intervenendo anche sulla produzione di energia e di calore corporeo.

Il sesto chakra, o terzo occhio, è connesso alla ghiandola pineale. Questo organo secerne la melatonina, legata alla regolazione dei cicli fisiologici (in particolar modo al rapporto giorno/notte) e rappresenta il nostro orologio biologico.

Il nome di ghiandola pineale proviene dalla sua forma, simile ad una piccola pigna rovesciata. All'interno di questa formazione è presente un liquido calcareo (che calcifica in età adulta) contenente cellule fotosensibili simili a quelle degli occhi. Questa ghiandola sembra proprio simile ad un occhio, quindi, capace di percepire specifiche frequenze luminose. È tutt'oggi considerata il vestigio di un terzo occhio dorsale umano.

Questa ghiandola risulta naturalmente attiva durante il sonno e nei primissimi anni di vita. Inoltre, è opinione corrente che possa essere attivata mediante la meditazione e la concentrazione nell'area della fronte. Tale attivazione sviluppa la facoltà di percezione intuitiva, il cosiddetto sesto senso.

(Se desideri approfondire i temi legati all'intuizione, ti suggerisco di leggere il mio primo libro: *Intuizione, Conoscenze e Tecniche per lo Sviluppo delle Percezioni Extrasensoriali*, https://got.am/intuizione)

Il settimo chakra è connesso alla ghiandola pituitaria, che secerne un gran numero di ormoni periferici ed è collegata a tutti i processi fisiologici e metabolici del corpo.

I chakra esistono davvero?

Molte persone sono dubbiose sulla reale esistenza dei chakra, perché culturalmente non conosciamo la dimensione energetica dell'essere umano e questo genere di concetti-ponte fra la realtà fisica e lo spirito faticano ad essere persino immaginati.

Quello dei chakra e dei corpi sottili, ad ogni modo, dev'essere considerato come un modello per descrivere la realtà.

Così come un matematico potrebbe descrivere le correnti marine con equazioni e mostrare spaccati bidimensionali per evidenziare le onde e la loro forma, allo stesso modo quando parliamo di chakra e corpi sottili stiamo facendo riferimento a modelli tradizionali percepiti intuitivamente da esseri umani straordinari che hanno descritto la forma del campo magnetico umano isolandone alcuni aspetti.

Riusciremo mai ad avere una spiegazione scientifica inequivocabile dei chakra?

Molti esperimenti mostrano particolari stati di conduttività elettrica cutanea in corrispondenza di punti e canali energetici umani. Tuttavia, la congruenza fra i vari punti di vista difficilmente potrà essere raggiunta, perché stiamo affrontando lo stesso argomento con linguaggi differenti.

La ragione per cui è fondamentale parlare di chakra e corpi sottili in Occidente è proprio l'assenza di un modello alternativo che permetta di considerare la realtà nella sua interezza e di riconoscere la connessione fra corpo, mente, spirito ed emozioni, fra l'ambiente interno e il mondo esterno, fra noi e gli altri.

Nella maggior parte delle culture antiche del mondo esistono linguaggi simili per descrivere la dimensione energetica umana e nessuno di questi, per definizione, dovrebbe essere considerato *reale.*

Questi modelli nascono in una dimensione intuitiva ed attraverso una dimensione intuitiva devono essere approcciati.

Lo scopo di questo libro non è descrivere la realtà, ma gettare le basi perché tu possa vivere l'esperienza dell'energia.

Solo attraverso l'esperienza interiore, infatti, possiamo avere una reale comprensione della coscienza e dell'energia che abita il nostro corpo. Questo non richiede un atto di fede: permettiti semplicemente di sperimentare le sette dimensioni energetiche attraverso le pratiche che ti proporrò.

Mi è stato detto che ho uno o più chakra chiusi e bloccati, come posso fare?

Benché nel linguaggio colloquiale degli addetti ai lavori sia comune parlare di "chakra chiusi" o "bloccati", dobbiamo ricordare che non stiamo parlando di porte, ma di vortici di energia.

Per loro natura, i chakra non possono essere chiusi o bloccati. Non possono essere neanche totalmente "fermi" perché, se anche uno solo dei sette chakra principali lo fosse, l'individuo sarebbe già morto. Se stai leggendo queste righe, quindi, sei vivo e possiedi chakra più o meno armonici. So bene che alcuni insistono affermando che si tratti solo di una "sottigliezza", una pura distinzione di linguaggio. Tuttavia, sappiamo che il linguaggio genera emozioni e spesso coloro che ricevono una "diagnosi" di chakra bloccato sono fortemente preoccupati per la loro condizione – come fosse una sentenza incontrovertibile – e si sentono impotenti, quando invece avrebbero solo bisogno di lavorare sulla propria consapevolezza.

Ogni persona ha uno o più chakra disarmonici, fa parte della nostra natura di esseri terreni ed incarnati. Non siamo perfetti e soprattutto ci è richiesto di vivere un percorso evolutivo attraverso ogni incarnazione. Per questa ragione, le pratiche e le meditazioni sui chakra ci aiutano a riequilibrare ogni aspetto di noi. Non è necessario agitarsi per via del disequilibrio dei nostri chakra, perché questo corrisponde esattamente alle problematiche di salute, lavoro e relazione che già risultano evidenti nell'esistenza di ognuno. D'altro canto, è molto importante comprendere che abbiamo il potere di riportare più armonia, soddisfazione e serenità nella nostra esistenza attraverso un'opera consapevole.

Per quanto riguarda l'equilibrio dei chakra, è fondamentale comprendere che si tratta di un aspetto costantemente influenzato dagli avvenimenti e dalle emozioni che viviamo. Per quanto determinati traumi primitivi abbiano lasciato un'impronta che richiede una risoluzione, dovremo dedicare una certa attenzione alla pratica energetica durante la nostra intera esistenza. Questo perché mentre noi cerchiamo l'equilibrio, la vita lo influenza e lo altera. D'altronde, così come è normale nutrirsi, lavarsi e dormire ogni giorno, dovremmo dedicare la nostra attenzione anche all'equilibrio energetico quotidianamente.

Come si può intervenire sull'equilibrio e l'armonia dei sette chakra?

Nella tabella sintetica che descrive ogni chakra sono stati indicati strumenti già presenti nel nostro universo per favorire il loro equilibrio.

Tuttavia, la pratica più potente che possa influire sull'energia dei chakra è la meditazione, cioè una forma di focalizzazione consapevole sui singoli punti.

La mente ed il focus dirigono l'energia. Respirare, concentrarsi e dedicarsi ai nostri chakra periodicamente li aiuta a guarire dalle antiche ferite così come dai tormenti quotidiani.

Quali risultati posso aspettarmi dalle pratiche sui chakra?

Un'opera consapevole sulla nostra energia porta la vita a fiorire: posso testimoniare in prima persona come quindici anni di meditazione sui chakra mi abbiano radicalmente trasformato, permettendomi di vivere la mia vita ideale e di godere in maniera infinitamente maggiore della bellezza dell'universo attorno a me.

La consapevolezza, però, non si conquista in un giorno, perché non esistono bacchette magiche che "ci cambino" senza preservare l'equilibrio della nostra esistenza. Il lavoro energetico è una maratona, non uno sprint ai cento metri. Non esiste progresso che non sia in linea con i nostri profondi desideri e con una maggiore serenità.

Benché determinati miglioramenti della nostra vita potrebbero accadere in un istante, siamo noi stessi – attraverso le nostre resistenze inconsce ed il desiderio di mantenere lo *status quo* – a limitare l'ideale rilascio di ferite e traumi. Nella maggior parte dei casi, quindi, non ci ritroveremo improvvisamente cambiati, ma osserveremo con il senno di poi una liberazione graduale e costante dalle nostre pene, una vera e propria fioritura dell'esistenza.

Pensare di dover dedicare decenni alla conquista della nostra felicità, passo dopo passo, può sembrare sconfortante, ma questo è in realtà il processo naturale che ogni persona già vive.

Alterare lievemente la propria quotidianità introducendo un grado di attenzione nuovo a sé stessi, dedicando quindici minuti al giorno alla meditazione, avrà su di noi un impatto straordinario.

Lavorare sui chakra e sulla loro energia può essere pericoloso?

Si può correre il serio rischio di veder cambiare aspetti della propria vita che non sono in linea con i nostri desideri o le nostre necessità profonde e ci si può ritrovare nella condizione di non sopportare più determinati compromessi, imposizioni culturali e convenzioni sociali. Facilmente si rischierà di cominciare a vivere secondo coscienza e seguendo la propria saggezza interiore.

Non appena si parla di energie e di realtà invisibili agli occhi, molte persone perdono lucidità ed iniziano a preoccuparsi. Per quanto questo sia naturale e comprensibile, le pratiche per equilibrare i chakra sono assolutamente sicure e non possono produrre alcun effetto che non sia esattamente ciò che noi stiamo cercando.

Se una persona *non* desidera davvero essere felice, vivere in armonia e realizzare pienamente il proprio potenziale umano e spirituale, allora non dovrebbe occuparsi del proprio equilibrio energetico. Se, al contrario, quello che vuole è proprio realizzarsi – come essere umano e come anima incarnata – una regolare pratica sui chakra sarà salutare e perfettamente in linea con i suoi desideri.

Può essere vero, tuttavia, che gli effetti a breve termine di meditazioni ed esercizi per equilibrare i chakra possano sollecitare alcune nostre resistenze al cambiamento e al lasciar fluire la vita. Alcune persone sperimentano momenti emotivamente significativi o profonde riflessioni su loro stessi: come potrebbe sentirsi un cadavere nelle cui vene ricominci improvvisamente a scorrere il sangue? Probabilmente a disagio o in preda ad un calore indescribibile! Nella quasi totalità dei casi, le sensazioni che si provano lavorando sui chakra sono più che positive e piacevoli. Si riconquistano lucidità, fusione con l'universo attorno ed espansione di coscienza. Se si dovessero sperimentare momenti forti o caratterizzati da disorientamento, probabilmente il bisogno di riportare la vita a scorrere dentro di sé risulterebbe ancor più grande!

Ogni pratica di consapevolezza possiede un potere enorme, perché straordinaria è la forza intrinseca di ogni essere umano. Questa forza deve essere rispettata, conosciuta a poco a poco e lasciata libera di esprimersi. Per questo è necessario non affrettare i tempi, né pretendere trasformazioni repentine... perché potremmo effettivamente ottenerle, ma questo forse non ci piacerebbe affatto, al contrario di quanto crediamo!

Per fortuna la nostra saggezza profonda sa riconoscere un percorso utile all'evoluzione e, se siamo disposti ad ascoltarla senza metterci in mezzo, riusciremo ad essere costanti per tutto il tempo necessario e senza alcuno sforzo.

Quindi è necessario praticare la meditazione per equilibrare i chakra?

Non è strettamente necessario meditare in maniera formale per equilibrare l'energia dei chakra, qualunque forma di consapevolezza di sé, così come qualunque strumento *esterno* impiegato con regolarità, può aiutare allo stesso modo.

Impiegare specifiche pratiche meditative, tuttavia, costituisce una via estremamente precisa per coltivare il proprio equilibrio energetico ogni giorno ed offre molti benefici supplementari (come lo sviluppo di specifiche facoltà mentali e la capacità di gestire le proprie emozioni).

Il consiglio spassionato è quello di sperimentare le pratiche meditative per l'armonizzazione dei chakra e abituarsi a loro come a qualunque gesto quotidiano volto al nutrimento e alla sopravvivenza. Sarà un'avventura meravigliosa che, se vorrai, potrai vivere attraverso le pratiche guidate gratuite che puoi scaricare in abbinamento a questo libro. Al termine della lettura troverai i riferimenti per poterle avere per sempre a tua disposizione.

Chakra, Malattie e Salute

Poiché ogni chakra attraverso il suo funzionamento alimenta l'energia di alcuni organi e sistemi del corpo, prolungati disequilibri o improvvise carenze energetiche possono ripercuotersi sulla salute fisica.

La dimensione energetica dell'essere umano, infatti, agisce come un archivio degli eventi, dei traumi e delle situazioni emozionalmente significative vissute. Le informazioni immagazzinate saranno impiegate dal corpo per gestirne il funzionamento.

La collocazione fisica di ogni chakra ci ricorda quali organi ed apparati siano direttamente influenzati dal suo malfunzionamento. Tuttavia, uno stato di salute e benessere è spesso la conseguenza di un *generale equilibrio*, mentre patologie importanti rappresentano un globale bisogno di rimettere ordine nel proprio sistema energetico.

Considerare in maniera olistica la nostra salute significa acquisire un nuovo potere nel regolare il funzionamento del nostro corpo. Dobbiamo imparare a prenderci cura anticipatamente di ogni aspetto della nostra esistenza e, in particolar modo, del nostro rapporto con la natura, delle relazioni con le altre persone, del modo in cui ci alimentiamo, delle necessità emotive e fisiche che sentiamo, fino a considerare i bisogni profondi della nostra anima e i desideri che concernono la nostra realizzazione personale.

Mentre la medicina moderna è spesso in grado di individuare *in che modo* una patologia abbia avuto origine nella dimensione fisica, le antiche tradizioni osservano ogni aspetto dell'esperienza umana e spirituale per aiutarci a capire il *perché* un disequilibrio si stia manifestando nel corpo.

In quest'ottica più ampia, le malattie o i disagi non sono anomalie inspiegabili, bensì una risposta precisa ad un bisogno profondo e quindi riconducibile ad una causa certa.

È tutt'altro che raro che una grande delusione d'amore non elaborata possa generare un problema dell'organo cardiaco, che una dipendenza affettiva possa riflettersi sul buon funzionamento dell'intestino, che la mancanza improvvisa di una figlia o di una madre possa generare un tumore al seno o che una crisi della virilità in un uomo possa creare problemi alla prostata.

Nella prospettiva olistica, ogni sintomo del corpo ha un'origine psicosomatica.

Sviluppare una visione olistica di sé significa assumersi la responsabilità del proprio sistema mente-corpospirito e considerare la salute in una dimensione integrata.

Per analizzare più in profondità la causa prima di ogni disfunzione del corpo, può essere utile consultare Il Grande Dizionario della Metamedicina di Claudia Rainville (Sperling & Kupfer 2010).

La nostra coscienza comunica con noi proprio attraverso le emozioni, i disagi e le malattie che viviamo. Osservare e comprendere questi segnali è fondamentale per conoscerci davvero e per far emergere la parte nascosta dell'iceberg, i bisogni che ci neghiamo e i frammenti di noi che abbiamo nascosto in zone d'ombra.

Un fatto fondamentale da tenere in considerazione è che, quando una patologia si manifesta nel corpo, era probabilmente già presente da mesi o anni nella dimensione energetica.

Pur volendo intervenire su un piano energetico, quindi, potrebbe servire molto tempo per ottenere un risultato efficace a livello fisico e non sempre questo è possibile prima che il corpo subisca danni biologici irreversibili.

L'ideale approccio ad un lavoro energetico dovrebbe prevedere sia un percorso di pratica periodico (una volta al giorno o almeno un paio di volte a settimana) che un intervento più mirato e intenso nel momento in cui dovesse manifestarsi l'anomalia fisica. Non possiamo però non considerare le diverse necessità temporali che ogni piano possiede. Infatti, un problema persistente nella dimensione energetica può perdurare anni prima di manifestarsi a livello biologico, ma quando arriva al corpo fisico andrà osservato e trattato anche in questa dimensione per ottenere più facilmente un recupero completo e sicuro. Un lavoro energetico mirato a risolvere il conflitto non è escluso, ma non potrà essere un sostituto delle terapie convenzionali.

Diverso è l'approccio che possiamo avere nei confronti dei disagi cronici e dei fastidi passeggeri che disturbano ognuno di noi nell'arco della vita. Spesso questi non sono diagnosticati con precisione dalla scienza medica e altrettanto spesso manca una cura che possa eradicare il problema, mentre vengono forniti palliativi che ne tengono sotto controllo i sintomi.

Capirai facilmente quando un lavoro energetico potrà fare la maggior differenza: la medicina non avrà fornito una soluzione soddisfacente, ma per te rimarrà importante risolvere quel disagio.

Svolgere un'opera di consapevolezza a favore di una guarigione non significa solo concentrarsi su un chakra e coltivare la sua energia, ma anche elaborare le preziose informazioni che emergono attraverso il percorso.

Non so se l'essere umano potrà mai avere il pieno controllo del proprio corpo – certamente questo non avviene senza una piena consapevolezza di mente, spirito ed emozioni, frutto di una vita intera di lavoro su di sé – ma di certo può esercitare immediatamente la sua responsabilità sulla salute prendendosi cura profondamente e "olisticamente" di sé. Non solo risolvendo i problemi manifesti nel corpo fisico, ma soprattutto coltivando quotidianamente le proprie qualità energetiche e lasciandole emergere nella vita.

La Meditazione sui Chakra

Meditare significa accedere ad uno stato di coscienza espanso, nel quale la mente vive semplicemente il momento presente.

Attraverso la meditazione possiamo allenarci ad essere testimoni della nostra esistenza, ovvero connessi alla realtà sensoriale in cui ci troviamo, a tutto ciò che accade attorno a noi e dentro di noi, senza giudicare o dare significati.

Quando attraverso la meditazione riusciamo a calmare la mente, abitualmente sovraeccitata dalla realtà esterna, ricominciamo intuitivamente a sentire la nostra coscienza.

Ma c'è di più.

La meditazione conduce ad un innalzamento della vibrazione personale ovvero ad un miglioramento della qualità della nostra energia. Nello stesso momento, l'individuo si sposta su un piano di realtà differente. Nel breve termine – in una singola sessione di venti o trenta minuti, ad esempio – questo ci permetterà di pensare e sentire il corpo in modo diverso e probabilmente di mettere in pausa numerosi problemi o disagi. Dopo un tempo fisiologico di adattamento, tuttavia, la nostra condizione energetica e fisica tornerà ad essere quella abituale. Per ottenere un cambiamento fisico stabile, un'elevazione media della nostra energia e una risoluzione definitiva di determinati problemi, dovremo ripetere con grande costanza le nostre meditazioni e accettare di guardare i nostri lati ombra, reintegrandoli.

La meditazione, inoltre, è un atto estremamente intimo, personale e quotidiano, che spesso viene confuso in Occidente con un'occasione per frequentare un gruppo, fare nuove amicizie o trascorrere un fine settimana diverso dal solito.

Dopo oltre un decennio di seminari condotti in tutta Italia, ho scelto di seguire passo dopo passo solo le persone decise a impiegare la meditazione come un percorso quotidiano, quelle più determinate e rigorose, disposte a dedicare tempo e attenzione a sé ogni settimana.

Ho il privilegio di seguire ogni giorno centinaia di persone attraverso l'*Accademia GOTAM* che ho creato nel 2014 per poter essere presente, seppur a distanza, per coloro che desiderano seguire meditazioni guidate e percorsi di consapevolezza. Alla fine del libro troverai alcune pratiche guidate gratuite che potrai scaricare seguendo le indicazioni. L'*Accademia GOTAM* è però molto di più. Infatti, include anche i percorsi della *Scuola Esoterica Iniziatica*, che ti permettono di "giocare" con l'energia, con il tempo e con le dimensioni superiori di coscienza. Puoi raggiungere l'*Accademia GOTAM* ovunque tu sia.

www.AccademiadiMeditazione.it

Chakra e Dimensione di Realtà

Quando per mezzo della meditazione cambia il nostro stato di coscienza e l'energia dei chakra si riarmonizza, ci sintonizziamo letteralmente su un'altra dimensione di realtà.

Mi piace spiegarlo con la metafora del videogioco: il protagonista di un'avventura grafica evolve e conquista i propri poteri, passando facilmente ad un livello di gioco superiore, dove incontrerà un nuovo scenario, nuovi tesori e anche nuovi mostri da combattere. Solo attraversando i molti livelli riuscirà a realizzare il proprio potenziale e l'unica direzione nella quale potrà muoversi sarà in avanti.

Ogni essere umano, allo stesso modo, può solo proseguire nel proprio percorso passando da un livello di realtà ad un altro. Ogni passaggio è caratterizzato da nuovi pensieri, nuove emozioni, nuovi "aiutanti" e grandi meraviglie. Affinché questo possa avvenire, però, saranno necessari due requisiti fondamentali: la voglia di giocare e il cambiamento energetico. Quest'ultimo, a sua volta, potrà accadere attraverso due modalità: la sofferenza (emotiva e fisica) oppure l'opera consapevole. La seconda strada è dedicata a coloro che scelgono apertamente di conoscere sé stessi, di esplorare la profondità del loro essere, di sfidare i propri limiti e le proprie paure... e soprattutto di agire prima che un problema si manifesti nel corpo. Pochi hanno il coraggio di percorrere questa via e di farlo in maniera rigorosa e fedele a ciò che sentono, ma la ricompensa per loro sarà immensa.

Anche in questa occasione, ho scelto di scrivere un piccolo libricino – forse un po' ermetico – perché la vera comprensione di certi concetti passa soprattutto per l'esperienza e per l'atto di consapevolezza. Per quanto si possa leggere o seguire corsi, solo la ricerca interiore e il continuo porsi domande potrà fare luce su ambiti così profondi come la coscienza, l'energia e i chakra.

Biografia dell'Autore

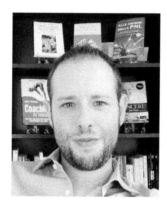

Marco Cattaneo GOTAM, Ipnotista, Maestro di Meditazione e Mindfulness. Ha dedicato sedici anni a pratiche di sviluppo personale e spirituale, entrando in contatto con molte discipline per il benessere di corpo, mente e spirito.

Dal 2010 al 2021 ha erogato oltre 150 seminari intensivi, 250 workshop brevi e aiutato persone in oltre 5.000 sessioni individuali.

Ha fondato nel 2014 l'*Accademia GOTAM*, attraverso la quale raggiunge ogni giorno oltre 300 praticanti, supportandoli nel loro percorso attraverso sessioni personali online.

Vive a Gran Canaria e opera fra Spagna e Italia.

Riferimenti Web

Autore

https://marcocattaneo.com

Skype: marcoscnask

E-mail: info@got.am

Accademia di Meditazione GOTAM

https://www.accademiadimeditazione.it

https://got.am

Libri Collana Modellamente

https://modellamente.com

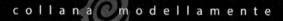

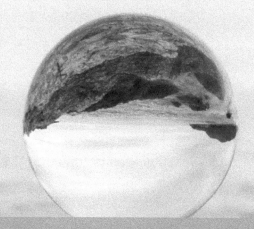

Marco Cattaneo GOTAM

CONVINZIONI

Conosci Te Stesso per Cambiare la Realtà

Per Approfondire

https://got.am/convinzioni

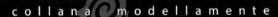

collana modellamente

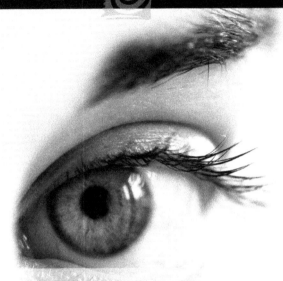

Marco Cattaneo GOTAM

INTUIZIONE
Conoscenze e Tecniche per lo Sviluppo delle Percezioni EXTRASENSORIALI

Per Approfondire

https://got.am/intuizione

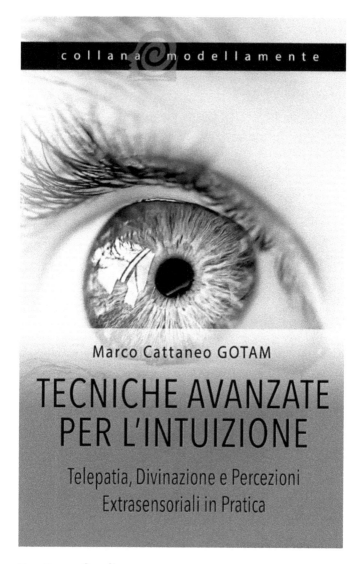

collana modellamente

Marco Cattaneo GOTAM

TECNICHE AVANZATE PER L'INTUIZIONE

Telepatia, Divinazione e Percezioni
Extrasensoriali in Pratica

Per Approfondire

https://got.am/tecniche-intuizione

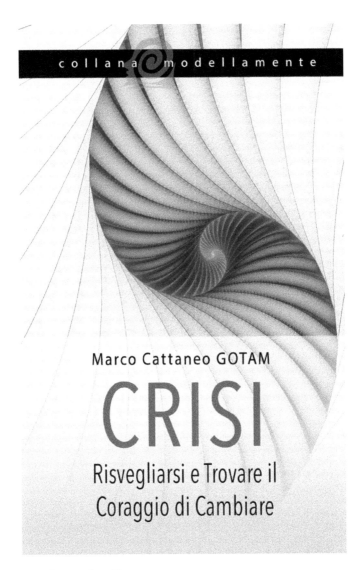

collana modellamente

Marco Cattaneo GOTAM

CRISI

Risvegliarsi e Trovare il Coraggio di Cambiare

Per Approfondire

https://got.am/crisi

Indice

Diario di Meditazione:

Bibliografia

1 *Psiconeuroendocrinoimmunologia e scienza della cura integrata. Il manuale,* Francesco Bottaccioli, Anna Giulia Bottaccioli (Edra Edizioni)

2 *Benefits of meditation: 10 science-based reasons to start meditating today infographic*, Emma Seppälä PhD, https://emmaseppala.com/10-science-based-reasons-start-meditating-today-infographic/

3 *Intuizione: Conoscenze e Tecniche per lo Sviluppo delle Percezioni Extrasensoriali*, Marco Cattaneo GOTAM, https://got.am/intuizione

4 *Energy Medicine, The Scientific Basis (Second Edition)*, James L. Oschman PhD